JN124475

自律神経の ととのえ方

―認知症予防のために―

著者

渡辺正樹

株式会社 ワールドプランニング

本書に使用した天秤は, 『東洋計量史資料館（長野県松本市埋橋）』所蔵
「外国の天秤 No.3」をデザイン的にアレンジして使用したものです.

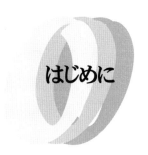

はじめに

　認知症を患っている人が700万人といわれる時代に入ってきました．しかし，それほど恐れることはありません．なぜなら，認知症の中で増えてきているのはアルツハイマー病で，中年期からの過食，運動不足，肉食，歯周病，左脳生活，うつ状態，不眠，難聴，タバコ，老後のヒマな生活，などから起こる生活習慣病が原因となっていると考えられるからです．これらの生活習慣の1つや2つは現代の高齢者は必ずといってよいほどもっているわけで，アルツハイマー病はそのツケであるともいえます．

　一方，アルツハイマー病と同じ生活習慣病として自律神経失調症があります．自律神経失調症は若いころからのストレスや生活習慣の乱れにより徐々に内臓に負担を及ぼす病気です．自律神経によくないといわれる生活スタイルは，アルツハイマー病にもかなりあてはまります．ということは，高齢に達する前から自律神経を整える生活スタイルを心がければ，アルツハイマー病も防げる可能性があります．また高齢になってアルツハイマー病が心配になってきた，あるいはアルツハイマー病が発症してしまった後でも，自律神経の管理は重要で，アルツハイマー病の予防にも好影響を与える可能性があると考えます．

　以上のような考えから認知症予防のため自律神経を整えること

は有用と考えられます.

　ここでいう認知症はアルツハイマー病のことを指しますが,他の多くの認知症も自律神経の管理で予防が可能と考えられます.

　通常の診療において,認知症の患者さんに自律神経失調症があることが判明したり,自律神経失調症の患者さんが徐々に認知症になっていくことがかなり多く観察されます.両者を診ているうちに,**自律神経失調症という若い世代からの病気が認知症の発症に作用する**のではないかという疑問に行き着きました.アルツハイマー病をはじめとする多くの認知症は,いまのところ治療法がありません.それならば自律神経の観点から認知症の早期予防を考えることは意義のあることだと思ったのです.アルツハイマー病の病態や予防に関して,多くの研究報告はありますが,自律神経との関係について語られている論文はほとんど見られません.

　本書は,いままでの私の脳神経内科医としての経験を基に,**自律神経の立場から認知症予防を試みる**ことが目的です.アルツハイマー病も自律神経失調症も精神病ではありません.どちらも生活習慣病なのです.アルツハイマー病は脳の生活習慣病であり,自律神経失調症は,脳と内臓を結ぶ末梢神経の生活習慣病なのです.脳,末梢神経,内臓は密接に連絡し合って,生命が維持され,そしてお互いに影響し合っているのです.

　そうであるならば,両者の予防にもかなりの類似点があるはずです.本書では,自律神経を整えることで認知症(アルツハイマー病)をも予防できるのではないかということに主眼を置いています.

　2021年5月

　　　　　　　　　　　　　　　　　　　　　渡辺　正樹

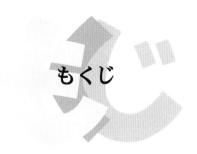

もくじ

はじめに   3

1. 自律神経失調症はなぜ起こるのか？ ……………………… 11

I. 自律神経とはなにか？ ……………………………………… 11

1. 自律神経失調症で脳もおかしくなる ………………………… 11

2. 自律神経失調症はストレスで起こる ………………………… 11

3. 自律神経失調症の診断 ………………………………………… 12

4. 交感神経と副交感神経の役割 ………………………………… 13

5. 自律神経はストレスから内臓を守る ………………………… 14

6. 自律神経失調症でストレスが内臓に伝わる ………………… 15

7. 自律神経失調症は現代人に起こりやすい …………………… 15

II. 自律神経失調症の行きつく先は？ …………………………… 16

1. 自律神経失調症は若いころからの生活習慣病 ……………… 16

2. 自律神経失調症が成人病を悪化させる ……………………… 16

3. 成人病の先に潜むもの ………………………………………… 17

4. 自律神経失調症の延長線上にアルツハイマー病 …………… 17

【参照1】過重労働の定義 ……………………………………… 18

2. アルツハイマー病はいかに起こるのか？ ……………… 19

Ⅰ．アルツハイマー病の始まりはいつからか？ ……………… 19

  1．アルツハイマー病は発症する 20 年前から始まっている …… 19

  2．まずアミロイドが脳内の大脳辺縁系に住み着く …………… 20

  3．次にアミロイドが神経細胞を壊す ……………………… 21

  4．神経ホルモンが減りアルツハイマー病が発症する ………… 21

  5．前頭葉の司令で神経ホルモンが分泌される ………………… 21

Ⅱ．アルツハイマー病に悪い生活習慣は？ ………………… 22

  1．メタボ，ストレス，フレイルがいけない ………………… 22

  2．メタボでアミロイドが余る ……………………………… 23

  3．ストレスで神経細胞が腐る ……………………………… 23

  4．フレイルで神経ホルモンが減る ………………………… 24

【参照 2】認知症とは？ ……………………………………… 25

【参照 3】認知症の種類は？ ………………………………… 25

【参照 4】認知症の経過は？ ………………………………… 26

【参照 5】メタボの診断基準は？ …………………………… 27

【参照 6】フレイルの診断基準は？ ………………………… 28

3．自律神経を整える ……………………………………… 29

Ⅰ．自律神経失調症を治すことの意義は？ ………………… 29

  1．自律神経失調症はすべての臓器に起こる ………………… 29

  2．自律神経失調症を治せばアルツハイマー病が防げる ……… 29

  3．自律神経失調症を治せばアルツハイマー病は進まない …… 30

Ⅱ．自律神経管理の心得は？ ………………………………… 30

  1．自律神経失調症はじっくり治す ………………………… 30

  2．交感神経より副交感神経の乱れのほうが調整は大変 ……… 31

  3．高齢者は副交感神経の低下に注意 ……………………… 31

III．基本の自律神経調整法とは？ ……………………… 32
　1．生活には「メリハリ」を ……………………………… 33
　2．食事は「なまけとらんか」 …………………………… 33
　3．「ニコニコ」と運動を ………………………………… 34
　4．気持ちは「もくもくワクワク」 ……………………… 35

4．中年期は自律神経を整えアミロイドを増やさない …… 37
　I．中年期のメタボに注意 ………………………………… 37
　　1．太ってなくてもメタボはありうる ………………… 37
　　2．自律神経失調症で体内の有害物質が増える ……… 38
　　3．アルツハイマー病は脳のメタボ …………………… 39
　　4．中年期の自律神経失調症でアミロイドが増す …… 39
　II．アミロイドを増やさないための自律神経調整法 …… 40
　　1．「メリハリ」は「メリ（減り）」が大事 …………… 40
　　2．腹七分の「なまけとらんか」 ……………………… 42
　　3．「ニコニコ」散歩を主体に ………………………… 44
　　4．「もくもくワクワク」始めよう …………………… 49
　【参照7】動脈硬化は自律神経失調で悪化する ………… 50
　【参照8】自律神経失調症になると癌になる危険性が増す …… 50
　【参照9】メタボ（内臓脂肪）は自律神経失調症を起こし
　　　　　　やすい ……………………………………………… 51
　【参照10】ストレス太り …………………………………… 51
　【参照11】豆腐は良質のタンパク質 ……………………… 52
　【参照12】玄米はビタミン，ミネラルが豊富 …………… 52
　【参照13】「なまけとらんか」にはビタミンBが豊富 … 52
　【参照14】カボチャは上等な防腐剤 ……………………… 53

【参照 15】納豆は副交感神経を元気にする ……………… 53

【参照 16】辛い，渋い，酸っぱい物も副交感神経を刺激する ……… 53

【参照 17】温かい食べ物も副交感神経の味方 ……………… 54

【参照 18】中年期からは赤筋に注目 ……………………… 54

5．老年期は自律神経を整え神経細胞をストレスから守る …………………………………………… 55

Ｉ．老年期のストレスに注意 ………………………… 55

1．ストレスでメタボが悪化する ………………… 55

2．ストレスがアミロイドを凶暴にする ………… 55

3．自律神経失調症で活性酸素が増える ………… 57

4．老年期の自律神経失調症で神経細胞が壊れる ……… 58

Ⅱ．ストレスに負けないための自律神経調整法 ……… 58

1．「メリ」に「ハリ」を加えて ………………… 58

2．「なまけとらんか」と神経細胞を丈夫にする食材 ……… 60

3．「ニコニコ」筋トレでストレスに勝つ ……… 61

4．「もくもく」を心がけて ……………………… 65

【参照 19】老年期は白筋に注目 ………………………… 67

6．老後は自律神経を整え神経ホルモンを増やす ………… 69

Ｉ．老後のフレイルに注意 ………………………… 69

1．老後の自律神経失調症で栄養失調になる ……… 69

2．栄養失調で神経ホルモンが減る ……………… 69

3．老後の自律神経失調症でフレイルが加速する ……… 70

4．フレイルで前頭葉が弱る ……………………… 71

Ⅱ．神経ホルモンを増やすための自律神経調整法 ……… 72

1.「メリハリ」の「ハリ」を主体に ……………………………… 73

2. 栄養どんどん「なまけとらんか」 …………………………… 75

3.「ニコニコ」散歩と筋トレをサボらず ……………………… 76

4.「ワクワク」食べて，動いて，働いて ……………………… 80

【参照 20】「まごわやさしい」から「ひまごうまれた」へ ………… 82

7．自律神経を整えアルツハイマー病の進行を止める …… 83

Ⅰ．アルツハイマー病の周辺症状に注意 …………………… 83

1. 中核症状より周辺症状 ……………………………………… 83

2. 周辺症状は大脳辺縁系が関連する ………………………… 84

3. 自律神経失調症で周辺症状も強くなる …………………… 85

4. 前頭葉にも注目 ……………………………………………… 86

Ⅱ．アルツハイマー病が重症化しないための自律神経
調整法 ………………………………………………………… 87

1.「メリハリ」で昼夜逆転，寝たきりを防ぐ ……………… 88

2. 食事を考えること「なまけとらんか」…………………… 89

3. 寝たきりにならないよう「ニコニコ」運動 …………… 90

4. 情緒不安に「もくもく」，意欲低下に「ワクワク」………… 94

【参照 21】アルツハイマー病は IQ より EQ …………………… 96

まとめ ……………………………………………………………… 97

自律神経失調症は
なぜ起こるのか?

I. 自律神経とはなにか?

1. 自律神経失調症で脳もおかしくなる

　自律神経は，脳あるいは脊髄と内臓をつなぐ電線，すなわち末梢神経です．自律神経失調症はこの電線がおかしくなるので，内臓病にもつながります．内臓の中には脳も含まれます．脳はとてもデリケートで，かつ大食いです．他の内臓がサボれば自分のところに栄養が運んでもらえなくなり，絶えず見張っていなければなりません．その見張りを自律神経にさせているのです．どこの内臓に自律神経の失調が起きても脳に大きな被害を与えます．だからこそ，自律神経は重要なテーマなのです．

2. 自律神経失調症はストレスで起こる

　自律神経には，昼間などに活動しているときや，興奮しているとき，ストレスがあるときなどに働く「交感神経」と，寝ているときやリラックスしているときに働く「副交感神経」の2種類があります．一般に自律神経失調症は交感神経が副交感神経を上回

ったときに起こります．ストレスがリラックスを上回った状態と
もいえます．その結果，「不安」や「緊張感」が高まり，頭痛，
動悸，息切れ，めまいや全身のだるさ，吐き気などの症状が引き
起こされたりします．

　自律神経失調症の原因はストレスです．自律神経という電線に
ストレスという有害な物質が降り注いでいると，電線も徐々に傷
ついていきます．この状態が自律神経失調症なのです．

3. 自律神経失調症の診断

　自律神経失調症とは以下の３つを満たしたものです．
①ストレス：対人関係，夜型生活，運動不足，過重労働など
②内臓疲労症状：動悸，フラツキ，発汗，不眠，倦怠感，頭
　痛，血圧変動，便通異常など
③自律神経機能検査で異常がある

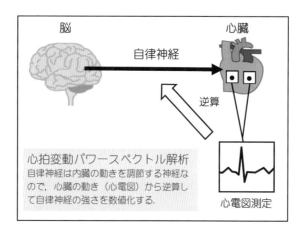

　①と②だけでは，精神的な疾患かもしれません．自律神経そのものに異常を認めなければ，自律神経失調症とは断言できません．
　③の自律神経機能検査として，自律神経の出先である内臓の動き方から逆算する検査法があります．著者のクリニックで行っている心拍変動パワースペクトル解析は，心電図上の心拍の揺らぎ（変動）から自律神経の調子を数値化します．

4. 交感神経と副交感神経の役割

　交感神経と副交感神経は1つの臓器に同じように働き，しかも正反対の命令を下すことから，いかにバランスよく働くかによって，私たちの心と体は保たれているのです．いうなれば，車のアクセル（交感神経）とブレーキ（副交感神経）のようなもので，適度なバランスが図られてこそ円滑に動くのです．

交感神経 ＝ 内臓を戦わせる神経	副交感神経 ＝ 内臓を休ませる神経
昼間働く	夜間働く
活動時に働く	休憩時に働く
緊張したときに働く	リラックスしたときに働く
心臓を活発にする	消化器を活発にする
血圧を上げる	血圧を下げる
脈拍を上げる	脈拍を下げる
血管を収縮させる	血管を拡張させる
エネルギーを使う	エネルギーをためる
体内に有害物質をつくる	体内の有害物質を捨てる

5. 自律神経はストレスから内臓を守る

　一般にストレスは脳から自律神経に伝わりますが，脳からきたすべてのストレスが自律神経を介して内臓に伝わったとすれば，内臓はたまったものではありません．そこで，脳と内臓のつなぎ目である自律神経が"ストレスの関所"の役目をして，ストレスを遮断します．

　自律神経がストレスから内臓を守ってくれるのです．自律神経が正常ならば，いくら脳にストレスがたまっても内臓に病気が起こる心配はありません．

　しかし自律神経が失調すると，関所（壁）の役割ができなくなり，ストレスがどんどん内臓に伝わるようになります．これが自律神経失調症です．

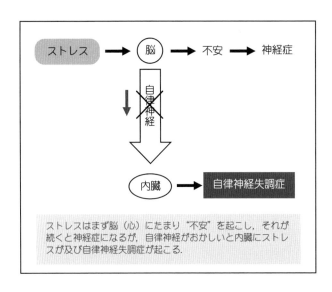

ストレスはまず脳（心）にたまり"不安"を起こし，それが続くと神経症になるが，自律神経がおかしいと内臓にストレスが及び自律神経失調症が起こる．

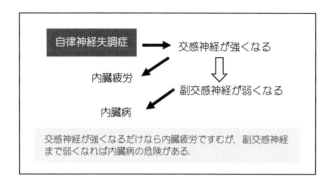

6. 自律神経失調症でストレスが内臓に伝わる

　自律神経失調症という状態は"内臓病の手前"と自覚しなければなりません．一般に自律神経失調症は，暴れはじめた交感神経を副交感神経が一生懸命抑えることで起こる「内臓疲労症状」から始まります．運転に例えるなら，アクセルを強く踏んでブレーキで止めているようなもので，ガソリンがすぐになくなってしまいます．だから内臓が疲れるのです．

　また交感神経は体内のサビといわれる活性酸素を生むので，内臓はサビていくことにもなります．そして，それが続くと副交感神経も弱り，ついに「内臓病」が起こるのです．ブレーキが利かなくなった車が事故を起こすのと同じです．

7. 自律神経失調症は現代人に起こりやすい

　自律神経失調症は現代人に多い生活習慣病です．都会型の現代生活による歪んだ生活スタイルが自律神経を傷つけます．すなわち几帳面な人や左脳（読み，書き，計算）を使いすぎる人，そし

て運動不足，時間に追われる，夜型生活をしている人などが自律神経を痛めやすいといわれ，それらはストレスにつながります．したがって自律神経失調症の人には，時間を無駄に使う余裕，時間を気にせず楽しく運動，右脳を使うこと（芸事，遊び事，想像），朝型生活が必要ということになります．

II. 自律神経失調症の行きつく先は？

1. 自律神経失調症は若いころからの生活習慣病

　自律神経失調症は成長期から襲ってきます．この時期の自律神経失調症は交感神経が暴れることによって起こる内臓疲労症状のため，元気のない不登校児，"怠け者"を作ることがあります．
　また青年期まで自律神経失調症を引きずったままだと，仕事や出社が困難な "ダメなサラリーマン"を作ってしまいます．最悪の場合は，副交感神経まで低下して内臓病を起こすこともあり，過重労働で過労死という事態を招く可能性もあります（参照1）．

2. 自律神経失調症が成人病を悪化させる

　後述しますが，メタボ，ストレスという現代社会の歪みが成人病を引き起こし，そして，自律神経失調症がそれを後押しするのです．自律神経失調症をそのままにしていると，中年期のメタボを悪化させることになりますが，それでもそのままにしておくと，老年期になり，さらにストレスが加わり，グッと成人病に近づくのです．中年期や老年期，自律神経失調症は癌や動脈硬化のよ

うな成人病を後押しして，命を奪う危険性があります．

3. 成人病の先に潜むもの

　運良く老後に達しても，老後の自律神経失調症はフレイルという心身の虚弱状態を引き寄せます．フレイルについては後の章で詳述します．栄養補給や運動の習慣をおこたっていると，肺炎や心不全といった老人病ばかりかアルツハイマー病が待っています．

　中年期を過ぎたころにはすでにアルツハイマー病の芽（アミロイド）は脳に生え始めているのです．癌や動脈硬化で命を落とすか，アルツハイマー病まで生き延びるか，いずれの方向に行くにしても，その根元に自律神経失調症が隠れている場合があり，注意を要します．

4. 自律神経失調症の延長線上にアルツハイマー病

　アルツハイマー病と自律神経失調症はまったく違う病気のようですが，実は密接な関係があります．後で述べますが，メタボ，ストレス，フレイルはアルツハイマー病に悪い生活習慣であり，自律神経失調症はそれらを悪化させます．自律神経失調症がメタボ，ストレス，フレイルを後押しし，それらが積み重なってアルツハイマー病につながるのです．若いころからの自律神経失調症の延長線上にアルツハイマー病があると考えてもよいと思います．

　自律神経失調症がアルツハイマー病につながるのだとしたら，自律神経の管理が大切ということになってきます．

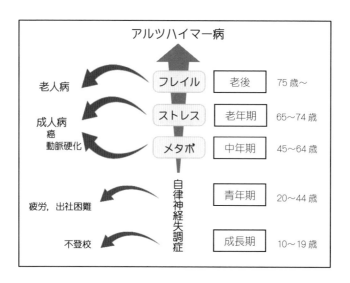

【参照 1】過重労働の定義

　長時間労働は，一般的に週 60 時間以上働くこと，あるいは 1 か月に 60 時間以上の時間外労働を指します．長時間労働の極端な形が過重労働で，1 か月 100 時間以上，または 1 か月で 80 時間以上の時間外労働が 2～6 か月続く状態をいいます．長時間労働でも心筋梗塞が 2 倍に増えるのですから，過重労働ではもっと大きな被害が予想されます．過労死の危険も増してきます．

　過重労働の末に突然死してしまった労働者の死因としては，心疾患と脳卒中が代表的です．心疾患として，労災と認定された件数だけで心筋梗塞 268 例，不整脈 224 例，解離性大動脈瘤 82 例というデータがあります．脳卒中として，脳出血 447 例，クモ膜下出血 289 例，脳梗塞 228 例です．心疾患，脳卒中とも血管障害が主体ですので，過労死は血管障害により起こると捉えてよいと思います．

アルツハイマー病はいかに起こるのか？

Ⅰ．アルツハイマー病発症の始まりはいつからか？

1.アルツハイマー病は発症する20年前から始まっている

　本章で認知症（参照2，3）について少し触れておきます．認知症の代表はアルツハイマー病といわれ「変性疾患」というジャンルに入ります．

　たとえば，袋の中に食べ物をしまっておくとします．しかし時間が経つとだんだん食べ物は腐っていきます．袋の中に有害物質である細菌が増えてしまうために腐るのです．体内においても同じで，この過程を変性といいます．アルツハイマー病の場合，有害物質はアミロイドという物質で，それにより神経細胞が腐ってしまうのです．そしてそのアミロイドは，アルツハイマー病発症の20年前から脳に増え始めているといわれています．

　では20年の間に脳内でどのような変化が起こっているのでしょう？　①アミロイドが脳内で「余る」⇒ ②余ったアミロイドによって神経細胞が「腐る」⇒ ③腐った神経細胞のために神経ホルモンが「減る」という段階を経て，アルツハイマー病は発症するのです．この過程を「アルツハイマー病への道」とします．

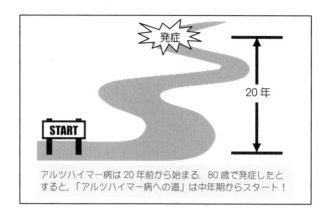

アルツハイマー病は 20 年前から始まる．80 歳で発症したとすると，「アルツハイマー病への道」は中年期からスタート！

　現在のアルツハイマー病治療は不足した神経ホルモン（アセチルコリン）を薬で補充するもので，「アルツハイマー病への道」終盤の「減る」の段階で始めるものです．だからこそもっと早くからアルツハイマー病には対応すべきなのです．

2. まずアミロイドが脳内の大脳辺縁系に住み着く

　アルツハイマー病が発症する 20 年くらい前とは，働き盛りの中年期（45〜64 歳）ごろです．有害物質のアミロイドは脳の弱点である大脳辺縁系に狙いを定め増え始めます．なぜなら大脳辺縁系（主に本能を司る）は弱い子どもの脳だからです．アミロイドは初めのうちはおとなしく大脳辺縁系の神経細胞と共存しているのですが，10 年くらいかけて増えていき，かつ集団を作り，勢力を増していきます．この中年期は脳内でアミロイドが増えて「余る」時期で，「アミロイド期」といえます．いかにアミロイドを増やさないようにするかが大切です．

3. 次にアミロイドが神経細胞を壊す

　数を増やして凶暴になったアミロイドは，神経細胞を壊すよう
になります．神経細胞はそうはさせまいと防御しますが，しだい
にアミロイドの勢いに押されて倒れていきます．このような攻防
は老年期（65〜74 歳）ごろに多く，神経細胞が減って脳が萎縮
し始めます．この老年期は神経細胞が壊され「腐る」時期で，
「神経細胞減退期」です．いかに神経細胞を守るかが大切です．

4. 神経ホルモンが減りアルツハイマー病が発症する

　神経細胞が減ってもそう簡単にはアルツハイマー病にはなりま
せん．なぜなら，生き残った神経細胞が神経ホルモンを分泌して，
脳内に情報が伝われば記憶は保たれるからです．しかしそれにも限
界はあり，数も減り元気もなくなった神経細胞は十分に神経ホルモ
ンを分泌することができなくなります．そのようになるともの忘れ
が出始め，いよいよアルツハイマー病発症ということになるので
す．この神経ホルモンが「減る」時期は老後（75 歳〜）であり，
「神経ホルモン減少期」と考えてください．

5. 前頭葉の司令で神経ホルモンが分泌される

　大脳辺縁系を征服したアミロイドは，大脳辺縁系の上に被さる
ように位置する大脳新皮質に進んで行きます．大脳新皮質（主に
理性を司る）は，大人の脳で大脳辺縁系より強いのですが，勢
力を増したアミロイドは凶暴になり，どんどん進軍してきます．

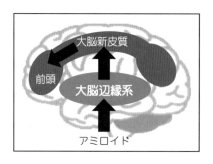

そのころにアルツハイマー病と診断されるのです．そして進軍は前頭葉まで及びます．前頭葉はリーダーなので脳全体に司令を送り，劣勢の大脳辺縁系をかばいます．司令を送る際に神経ホルモンが分泌されて情報が伝達されるのです．

　しかし，最後の砦の前頭葉もアミロイドにやられたら白旗を揚げなければなりません．アルツハイマー病の末期，寝たきりの状態です．アルツハイマー病は発症前が20年，発症後が10年以上あると思ってください（参照4）．

II．アルツハイマー病に悪い生活習慣は？

1. メタボ, ストレス, フレイルがいけない

　アルツハイマー病が増えたのは，高齢化（昔は認知症を発症する前に死亡）のためであることはいうまでもありません．それに加えて，①メタボの蔓延，②ストレス社会，③フレイルの増加という現代社会の風潮や生活習慣の変化も考慮しなければなりません．

　先に述べたようにアルツハイマー病のような変性疾患は，「余

る」「腐る」「減る」という過程で起こります．「余る」状態を
起こすのがメタボで（参照5），脳内ではアミロイドが余るので
す．そして，体内で余ったものを「腐る」に導くのがストレスで
す．脳内で腐るのは神経細胞で，腐った神経細胞は他の神経細胞
に情報を伝える神経ホルモンが作れなくなり，脳内の神経ホルモ
ンはどんどん「減る」ことになります．これに拍車をかけるのが
フレイルです（参照6）．まさにアルツハイマー病は現代の生活
習慣病なのです．

2. メタボでアミロイドが余る

　老化が始まる中年期には代謝が低下し，体内の有害物質が「余
る」ことになります．若いころは体の外へ吐き出されていた有害物
質が体内に残ってしまって，病気の種が余っていくのです．有害物
質の代表が内臓脂肪，活性酸素，そしてアミロイドです．内臓脂肪
は動脈硬化，活性酸素は癌の元になり，現代人の命を奪います．遅
れてアミロイドがアルツハイマー病を起こすわけで，アルツハイマ
ー病は動脈硬化や癌と起源は同じようなものともいえます．脳で
「余る」のがアミロイドであることを覚えておいてください．

3. ストレスで神経細胞が腐る

　アミロイドの攻撃でアップアップになった神経細胞に追い討ち
をかけるのがストレスです．老年期の脳，特に大脳辺縁系は弱い
子どもの脳なので壊れやすく，それにアミロイドとストレスが重
なれば，「腐る」方向へ進んでいってしまいます．腐りやすい食

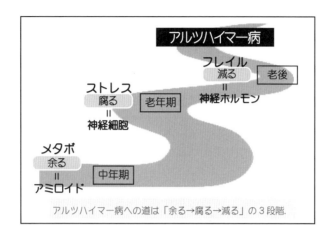

アルツハイマー病への道は「余る→腐る→減る」の３段階.

べ物（大脳辺縁系）に有害物質（アミロイド）が混入し，保存状態が悪ければ（ストレスが加われば），腐ってしまうのは時間の問題です．脳で「腐る」のが神経細胞です.

4. フレイルで神経ホルモンが減る

　腐りかけた神経細胞からは神経ホルモンが分泌できなくなります．それでも懸命に神経ホルモンを作っていた神経細胞に追い討ちをかけるのがフレイルです．老後それなりに食べているのにやせていく高齢者はよく見受けられます．いろいろな原因がありますが，体中のあちこちで故障が起きて，その補修に栄養分（特にタンパク質）が追いつかないということが大きいと思います．壊れかけた建物が倒れないように，一生懸命コンクリートなどの材料（栄養分）をつぎ込んでいる状態が老後の体内です．フレイルになってはいけません．脳内の神経ホルモンも足りなくなります.

【参照2】認知症とは？

　昔は"ボケ"といわれ　"あのお爺ちゃんはあんなに長生きしたので，ついにボケてしまった．大事にしてあげなければ"という感じで，長生きの象徴でした．

　しかし，人間の寿命が延びたことにより「ボケ」も増えていき，「痴呆症」とよばれるようになりました．"ボケ"が特別な存在ではなく，身近に迫ってきただけに，"恥ずかしい"と恐れる気持ちが増してきたのか，蔑称のニュアンスが含まれているように思われます．そして 1972 年に有吉佐和子氏が書いた「恍惚の人」をきっかけに，"痴呆"が社会問題となっていったのです．

　さらにこの問題は，2004 年に高齢者痴呆介護研究・研修センター（現在の認知症介護研究・研修センター）の柴山漠人先生（大府センター長）から問題提起され，長谷川和夫（東京センター長），長嶋紀一（仙台センター長）両先生ら 3 名の連名で"痴呆症"という呼称を"認知症"と見直すべきであるとの意見書が厚生労働省に出され現在に至っています．

【参照3】認知症の種類は？

　わが国の認知症でいちばん多いのは，アルツハイマー病です．認知症の 6 割以上を占めています．その次にレビー小体型認知症，血管性認知症と続きます．
2番目に多いとされるレビー小体型認知症は，うつ，統合失調症，パーキンソン病などにまぎれて多彩な症状を呈する認知症で，日や時間によって良くなったり悪くなったりするのが特徴です．人や動物などが現れる幻覚も特徴的で，自律神経失調を起こすなど，意外に多く見受けられます．

　そして血管性認知症は，変性とは異なり動脈硬化がベースにあ

（参照3つづき）

る，いわゆる脳軟化症といわれる状態です．神経細胞は動脈から栄養や酸素をもらって活動するのですが，動脈硬化で栄養などの補給が減ると，神経細胞は栄養失調に陥り，その結果，認知症になってしまうのです．血管性認知症は，アルツハイマー病と違って目立たない呆け方をしますが，初期から動けなくなることもあります．

【参照4】認知症の経過は？

　認知症発症の前に軽度認知障害（MCI）が起こります．老化に伴うもの忘れと認知症によるひどいもの忘れの中間だと思ってください．昔，認知症は"ボケ"といわれましたが，これに対してMCIは"半ボケ"にあたるといえます．MCIの時期にしっかり予防しないと，数年以内に半分は認知症に進行してしまいます．

　では認知症になってからの経過をアルツハイマー病を例に取って説明します．

　アルツハイマー病の場合，発症してから3〜5年が初期です．初期症状はひどい"もの忘れ"なので，社会生活が困難になっていきます．会社に勤めているならば，これまでやってきた業務がこなせなくなり，会社を辞めなければならなくなることも起こります．主婦であるなら，満足に家事がこなせず，まず料理が下手になることが多いようです．もっと高齢なら，約束をすっぽかす，薬を飲み忘れるなど，要するにどの年代でも他人に迷惑がかかる"もの忘れ"といえます．

　次の3〜5年が中期で，日常生活が困難になっていきます．読み書きや計算をしたり，服を着たり，お風呂に入るなどが1人では困難になってきます．要するに子どもに還っていくようなもの

（参照 4 つづき）

で，徐々に手がかかるようになります．中期ではまだ運動機能が保たれていますので，散歩や外出には大きな問題はありません．

　最後の 3〜5 年が末期になります．徐々に口数や運動量が減っていき，座りきり，寝たきり生活に近づいていきます．こうなると介護が大変で，在宅生活は困難なものとなります．また食事も満足に食べられなくなることから，嚥下性肺炎などの危険が出てきます．

【参照 5】メタボの診断基準は？

　現代病の根源は，メタボリック症候群（メタボ）であることが多く，早いうちからメタボを予防しようという観点から，以下のような特定健診の診断基準が用いられています．

　① 肥満：ウエストサイズ　男性 85cm 以上，女性 90cm 以上
　② 以下の 3 項目のうち 2 項目を満たす
　　・脂質異常症（次のいずれか，または両方）
　　　　中性脂肪値　150mg/dl 以上
　　　　HDL コレステロール値　40mg/dl 未満
　　・高血圧（次のいずれか，または両方）
　　　　収縮期血圧（最高血圧）　130mmHg 以上
　　　　拡張期血圧（最低血圧）　85mmHg 以上
　　・高血糖
　　　　空腹時血糖値　110mg/dl 以上

　メタボは「内臓脂肪型肥満」のことを指します．肥満指数（BMI：体重 kg÷身長 m÷身長 m）が 25 以上を肥満と定義していますが，肝心なのはウエストや肥満指数ではなく，内臓脂肪の多いことです．太っていなくても内臓脂肪が多ければメタボです．腹部

28

（参照5つづき）

のエコーや CT で確認できます．内臓脂肪が多ければ，活性酸素やアミロイドも多い可能性が高く，これらは同時並行的に増えていくと考えてください．

【参照6】フレイルの診断基準は？

　フレイルとは，老化に伴って訪れる"心身の虚弱""老衰の手前"の状態を指します．英語の"Frailty；虚弱"が語源です．高齢化の進む現代において，フレイルは80歳を過ぎると3人に1人といわれています．フレイルの基準は以下のとおりです．
　①体重が減ってきた（1年で4．5kg以上）
　②疲れる
　③歩くのが遅くなってきた（1m/秒以下）
　④握力が低下してきた（男性26kg，女性18kg以下）
　⑤運動をしなくなった
　フレイルは老後の栄養失調，運動機能低下による症候群です．栄養失調により痩せていき，元気が出ず，筋肉が痩せるので運動機能が低下していくのです．またそのために免疫力，心機能が低下していきます．上述の診断基準のように，筋肉に着目してフレイルと診断されることが多いのですが，心臓，肺，脳などにもフレイルは忍び寄ってきます．

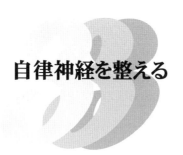

自律神経を整える

Ⅰ. 自律神経失調症を治すことの意義は？

1. 自律神経失調症はすべての臓器に起こる

　自律神経はすべての臓器（内臓）に脳や脊髄からの司令を伝える電線ですから，自律神経失調症が起こり，適切な司令が伝わらなくなると，あらゆる臓器に疾患が起きても不思議ではありません．もともと弱い臓器から障害が起きると想定してください．

　このように自律神経失調症は万病の元になります．さらに加齢に伴い内臓も弱っていくので，歳を取れば取るほど自律神経の影響が強くなると考えてください．

2. 自律神経失調症を治せばアルツハイマー病が防げる

　万病の中にはアルツハイマー病も入ります．アルツハイマー病は一般に老後の病気なので，歳を取れば取るほど影響力を増す自律神経失調症を調整することは，意義の大きい課題になります．自律神経を管理する目的は中年期，老年期，老後では異なります．自律神経を管理して，中年期はメタボやアミロイドを増やさ

ないこと，老年期はストレスから神経細胞を守ること，老後はフレイルからの神経ホルモン不足を未然に防ぐことが目標です.

3. 自律神経失調症を治せばアルツハイマー病は進まない

　残念ながらアルツハイマー病に至ってしまった場合はどうでしょう．もはや自律神経の管理は意義をなくすのかといえばそうではありません．むしろそれからのほうが大切かもしれません．記憶力は神経ホルモンの数に比例しますが，自律神経を整えることで神経ホルモンの分泌もよくなります．その結果，記憶力も保たれます．また，ストレスや自律神経失調症で情緒不安や意欲低下も強くなり，扱いづらい"イヤな認知症"に変わってしまいます.
　このように自律神経失調症を整えることは，アルツハイマー病の予防ばかりか発症後もよい経過をたどる鍵といえます.

II．自律神経管理の心得は？

1. 自律神経失調症はじっくり治す

　まずはストレスを減らすことが自律神経失調への対応の第1歩です．ストレスの元を見極めて，これを減らす努力が不可欠です.
　ストレスを減らす工夫と同時並行で，自律神経そのものを修復する治療も忘れてはなりません．しかし，傷ついた自律神経はそう簡単には治りません．ストレスが減ると，治ったような気持ちになりますが，自律神経自体が修復されていないと，すぐに悪化してしまいます．脳と自律神経の回復は必ずしもいっしょではありません.

とにかくあせらず，じっくり治す心づもりをもってください．

2. 交感神経より副交感神経の乱れのほうが調整は大変

　一般に自律神経失調症は交感神経が暴れることから始まります．アクセルを荒く踏み続けているものの，ブレーキである副交感神経がしっかりしていれば，事故にはつながりません．アクセルを弱める工夫だけでよいのです．ところが副交感神経まで傷をつけてしまうと，事態は深刻になります．車が止まらなくなるようなものですから，そのうちに事故を起こすことになる可能性が高くなります．すなわち，内臓病を警戒しなければなりません．副交感神経の低下までいくと，調整に時間がかかると覚悟すべきです．

3. 高齢者は副交感神経の低下に注意

　成長期，青年期でよくみられる交感神経が興奮しているだけの状態なら，自律神経の修復は比較的容易です．学校に行けない児童は夜の睡眠を 1〜2 時間増やす，サラリーマンなら時間外労働をなくすなどして労働量を 7 割くらいに減らす勤務を 3 か月ほど続ければ大丈夫です．ストレスを減らす工夫をしていれば，徐々に交感神経は落ち着いていくと思います．
　もし副交感神経の低下が激しければ，休息の程度を強めるべきです．不登校児なら思い切って 1 か月くらい休学，サラリーマンなら 2〜3 か月の自宅療養などです．しかし高齢者の場合は，休息を増やすなどではなく，メタボ，ストレス，フレイルの有無をチェックして，内臓病に備えるべきです．

Ⅲ. 基本の自律神経調整法とは？

次の４つの調整法を挙げたいと思います.

① 生活スタイルは「メリハリ」を意識してください. のんびり休んで（メリ）, やるときはしっかり行う（ハリ）というスイッチの切り替えが大切です.

② 食材としては日本食の食材が良く, 後で述べる「なまけとらんか」を参考にしてください.

③ 運動も大切です.「ニコニコ」散歩を続けるために, 楽しく筋肉を鍛えましょう.

④ 最後に「もくもくワクワク」.「もくもくワクワク」はアルツハイマー病の予防にも適しますが, 自律神経の修復にもあてはまります.

以上の４つの自律神経調整法を中年期, 老年期, 老後にあてはめて実践していくことが, アルツハイマー病の予防にもつながると心得てください.

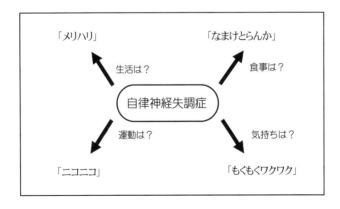

1. 生活には「メリハリ」を

　自律神経をよい方向に調整するためには，生活に「メリハリ」が大切です．「メリ：減り」と「ハリ：張り」のメリハリをつけるのです．「メリ」だけではいけません．「ハリ」だけでもいけません．「メリ」で副交感神経，「ハリ」で交感神経を整える（元気にする），という基本姿勢を心がけてください．「メリ」でアミロイドを減らし，「ハリ」で神経細胞を元気にして神経ホルモンを増やすのです．このように考えれば，「メリハリ」はアルツハイマー病の予防にもつながるといえます．

2. 食事は「なまけとらんか」

　自律神経失調症には，以下のような食材が適します．

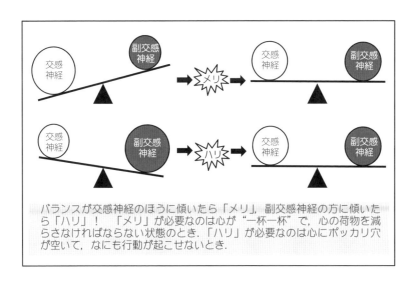

バランスが交感神経のほうに傾いたら「メリ」，副交感神経の方に傾いたら「ハリ」！　「メリ」が必要なのは心が"一杯一杯"で，心の荷物を減らさなければならない状態のとき．「ハリ」が必要なのは心にポッカリ穴が空いて，なにも行動が起こせないとき．

・ストレスから自律神経を守る食材
　（タンパク質，ビタミン，ミネラル，トリプトファン）
・傷ついた自律神経を修復する食材（ビタミン B）
・交感神経の暴走を抑える食材（抗酸化物質）
・副交感神経を元気にする食材（発酵食，グルタミン）
　まとめると「なまけとらんか」がオススメなのです．昔の日本食がよいということになります．

（な）	=納豆	→タンパク質，発酵食，ビタミン B2，トリプトファン
（ま）	=マグロ	→タンパク質，ビタミン B12
（け）	=玄米	→ビタミン，ミネラル
（と）	=豆腐	→タンパク質
（らん）	=卵	→タンパク質，ビタミン B2
（か）	=カボチャ	→ビタミン E（抗酸化物質）
	=かつお節	→グルタミン

　忘れていけないのは，いかによい食材でも食事時間が不規則であったり，ゆっくり味わって食べないのなら，期待される効果は得られないということです．食事姿勢も"なまけとらんか"と見直す必要があります．

3.「ニコニコ」と運動を

　「ニコニコ」散歩が自律神経調整の基本です．そして筋肉の強化も非常に大切です．筋肉の減少が自律神経失調症を起こすこと

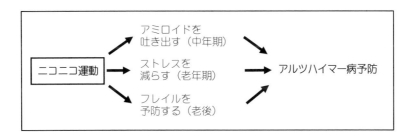

にピンとこない人も多いと思います．実は筋肉と自律神経には強いつながりがあるのです．その鍵がインスリンです．インスリンは糖質を筋肉に運びますが，働き場所の筋肉が減ると，インスリンも怠けるようになっていきます．インスリンがサボると脳が焦りだします．その結果，ストレスが生じ，自律神経失調症につながります．“筋肉を鍛える→インスリンが元気になる→自律神経が整う”という筋トレ作戦は歳を取るほど有効なのです．

　楽しく散歩や筋トレをすることを心がけてください．「ニコニコ」によりストレスが減り，インスリンもさらに元気になるはずです．ストレスに弱い大脳辺縁系が癒され，楽しく運動することで前頭葉も活性化されます．「ニコニコ」が大切といわれる理由がここにあります．

　「ニコニコ」運動は中年期，老年期，老後において上図のように自律神経を介してアルツハイマー病を予防します．

4. 気持ちは「もくもくワクワク」

　傷つきやすい大脳辺縁系を守るために，「もくもく」作業，「もくもく」運動がオススメです．単純で簡単な作業，運動を続けてい

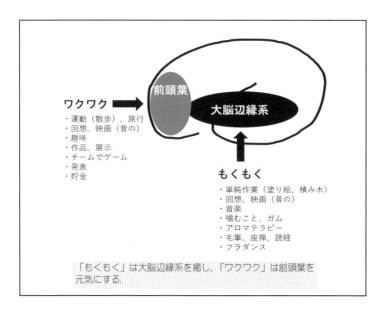

ワクワク → 前頭葉　大脳辺縁系

ワクワク
・運動（散歩）、旅行
・回想、映画（昔の）
・趣味
・作品、展示
・チームでゲーム
・発表
・貯金

もくもく
・単純作業（塗り絵、積み木）
・回想、映画（昔の）
・音楽
・噛むこと、ガム
・アロマテラピー
・毛筆、座禅、読経
・フラダンス

「もくもく」は大脳辺縁系を癒し、「ワクワク」は前頭葉を元気にする.

るうちに，心の中が落ち着いてストレスが消えていくのです.

"心"は大脳辺縁系だと考えてください. 大脳辺縁系はストレスを抑えるホルモンを出すため，自律神経にもよい影響を与えます.

一方，楽しみな行事を待つ，課題や目標をやり遂げる，頑張った成果を形にする，褒めてもらうなどのときに「ワクワク」が現れ，前頭葉を元気にします. 前頭葉は脳のリーダーで，前頭葉が元気になると意欲が向上し，大脳辺縁系にも救いの手を差し伸べます. その結果，自律神経も二次的に改善されていきます.

中年期は自律神経を整え
アミロイドを増やさない

I. 中年期のメタボに注意

1. 太ってなくてもメタボはありうる

　若いころから続いてきた自律神経失調症が中年以降のメタボと合体して，癌や動脈硬化のような命に関わる成人病に直結します．そして中年期には「アルツハイマー病への道」もスタートを切っており，自律神経失調症はいろいろなところに関係します．

　内臓脂肪は老化などに伴い体内に残る有害物質です．有害物質は内臓脂肪だけでなく，活性酸素やアミロイドも含まれます．そのような観点から，広い意味のメタボには内臓脂肪ばかりでなく，活性酸素やアミロイドが多い例も含まれるのです．太っていなくても，体内に有害物質が多ければメタボと考えて対応すべきです．以下の事項にあてはまる人は要注意です．

　　①50歳以上である
　　②体重が徐々に増えてきている
　　③21時以降に食事をする
　　④運動不足（1日3,000歩以下）である
　　⑤もの忘れがひどい

⑥ 老化が早いと感じている

⑦ 疲れが激しいと感じている

⑧ 喫煙をしている

⑨ 強いストレスを感じている

⑩ 自然食品が少ない（コンビニ，ファストフードが多い）

2. 自律神経失調症で体内の有害物質が増える

　交感神経が活発になると，体内に内臓脂肪，活性酸素，アミロイドなどの有害物質がたまりやすくなります．それらが動脈硬化，癌，アルツハイマー病などの引き金にもなります．

　逆に副交感神経は有害物質を吐き出す働きをします．副交感神経は加齢とともに弱くなっていくために，歳を取るに従い有害物質が体内にたまりやすくなります．動脈硬化（参照 7），癌（参照 8），アルツハイマー病が加齢に従い増加していくのも当然の経過といえます．

　自律神経失調症は，一般に交感神経＞副交感神経の状態を指します．自律神経失調症で体内に有害物質がたまっていくのです．

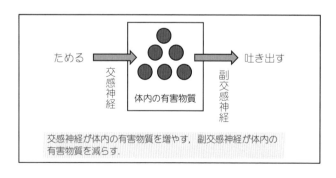

ためる　　　　　　　　　　　　　　　　　　　吐き出す

交感神経　　体内の有害物質　　副交感神経

交感神経が体内の有害物質を増やす，副交感神経が体内の有害物質を減らす．

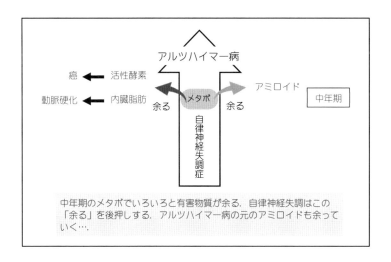

中年期のメタボでいろいろと有害物質が余る．自律神経失調はこの「余る」を後押しする．アルツハイマー病の元のアミロイドも余っていく…．

3. アルツハイマー病は脳のメタボ

　中年期を迎えたころから，老化により代謝が低下してきてメタボが目立ち始めます．メタボは体内に内臓脂肪を代表とした有害物質がたまる状態ですが，有害物質には，アミロイドも含まれます．

　体質によっては，内臓脂肪はあまりたまらなくても，アミロイドばかりがたまる"アミロイド型のメタボ"もあります．アルツハイマー病は脳にアミロイドがたまる「脳のメタボ」といえます．自律神経失調症はそれを助長するのです．

4. 中年期の自律神経失調でアミロイドが増す

　メタボではお腹の内臓脂肪ばかりでなく，脳のアミロイドも増えてきます．「アルツハイマー病への道」の中年期は「アミロイ

ド期」です.

　自律神経失調症でメタボが悪化するとアミロイドも「余る」こ
とになります. またメタボが自律神経を失調させるという面もあ
り, 悪循環が起きてしまいます (参照 9). 中年期は自律神経を整
えて, いかにアミロイドを吐き出すかがポイントなのです.

II. アミロイドを増やさないための自律神経調整法

1.「メリハリ」の「メリ（減り）」が大事

　中年期は体内に有害物質がたまっていく時期です. 食べすぎな
い, 食べすぎたら運動などで消費するだけでなく, ストレスをた
めないように生活スタイルは「メリ（減り）」を心がけてくださ

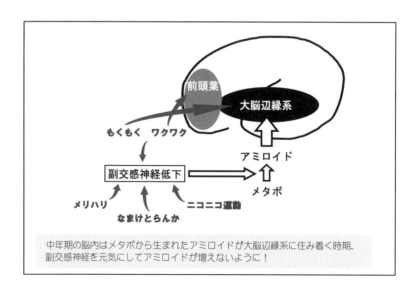

中年期の脳内はメタボから生まれたアミロイドが大脳辺縁系に住み着く時期.
副交感神経を元気にしてアミロイドが増えないように！

い．そのためにはスローライフ，"イヤ"を吐き出すこと，深呼
吸や大笑いなどがオススメです．ストレスを「メリ」することは
内臓脂肪を「メリ」することにつながります．ストレス太りもこ
の時期には気をつけなければなりません（参照 10）．

　１）スローライフ
　スローライフが「メリ」の基本です．休む時は休む，時間に追
われない，立ち止まるといった生活態度を指します．場合によっ
ては，時間を無駄にするくらいの勇気も必要です．ストレスとは
時間に追われることで生じる心の荷物なのです．荷物が３つあっ
たら，１つ捨てる勇気が必要です．
　昔の日本人の暮らしがスローライフです．"日の出とともに起
き出し，昼は野外活動をもくもくと行い，ゆっくり食事や入浴を
楽しみ，日が暮れたら寝る支度をする"ような昔型の生活が望ま
れます．規則正しく日常を営むことが基本です．

　２）仕事を家に持ち帰らない
　時間に追われ時間外も働くことは自律神経に負担をかけます．
仕事（家事）と余暇は切り離さなければなりません．家に帰った
ら仕事のことは忘れて気持ちをリセットしてリラックスモードに
入ることは，仕事や家事を続けるうえで実践すべきスローライフ
といえます．仕事が充実しているのは結構なことですが，「ハリ」
から「メリ」への「メリハリ」が肝心です．

　３）吐き出すこと
　「メリ」は体の中の悪いものを「減り」，すなわち吐き出すこと

です．吐き出すことで副交感神経は元気になるのです．お腹の中に脂肪だけでなくストレスをためておかずに，吐き出す姿勢が必要です．我慢しない，イヤなことはしない，言いたいことは言う，"イヤ" とハッキリ言う，などを心がけてください．

　4）深呼吸，大笑い

　1日100回深呼吸するのも吐き出す手段で，「メリ」になります．現代人は呼吸も早くて浅いのではないでしょうか．呼吸のうちで，息を吐くことは副交感神経を活性化します．一方，息を吸うと交感神経が強くなります．吸うのは少しで，吐くことに力点を置いて深呼吸しましょう．

　1日10回大笑いするのも有効な「メリ」です．深呼吸と同じで，大笑いすることは副交感神経を元気にします．どうせ笑うならニタッと笑わず，大げさに声を出して笑いましょう．泣く，怒るも，大げさにしましょう．このようにしていれば，お腹の中の悪いものは「メリ」されるはずです．

2. 腹七分の「なまけとらんか」

　「なまけとらんか」の食材は自律神経によい効果をもたらしますが，中年期は栄養分も「メリ」（食べすぎない）がよいので，"腹七分"くらいの「なまけとらんか」を心がけましょう．「なまけとらんか」の食材をここで再度説明します．

　1）ストレスから自律神経を守る食材

　ストレスが強い場合，ストレスで多くの栄養素が失われるため，

その補給に努めなければなりません．特にタンパク質（参照11）．そしてタンパク質の代謝を助けるビタミン，ミネラル（参照12）をバランスよく取るべきです．またタンパク質も肉より魚，脂肪分を排泄する効果のある食物繊維を取ることも大切です．その意味では，まさに日本食が好ましい食材といえます．

　タンパク質の中に含まれるトリプトファンは情緒を安定させる神経ホルモンであるセロトニンの原料であり，ストレスに強くなる食材です．トリプトファンは，肉，魚，豆のほかに乳製品，バナナ，キウイなどに含まれます．

　ビタミンの中でもビタミンCはタンパク質の代謝を助け，ストレス時にどんどん失われるので，意識的に多く取ってください．

　２）傷ついた自律神経を修復する食材

　ズタズタになった電線を修復していく過程を考えてみてください．自律神経を傷つけるストレスを取り除く生活スタイルや食材を心がけることが大切ですが，それによって傷ついた自律神経がすぐに元通りに回復するわけではないので，自律神経自体を修復する食材をしっかり取る必要があります．

　決め手はビタミンB（参照13）です．自律神経という末梢神経（電線）の主成分はB12であり，末梢神経がしっかり機能するためにはビタミンB1，B2などのビタミンB群が大量に必要です．

　3）交感神経の暴走を抑える食材

　自律神経が失調すると，内臓へ悪影響を及ぼし始めます．一般に，まずは交感神経が強くなり暴れると，活性酸素が増えていきます．活性酸素は細胞の老化につながります．美容のためにも好

ましくありませんが，場合によっては癌，動脈硬化，アルツハイマー病などにもつながります．

　活性酸素がたまるということはサビるということで「腐る」ことでもあることから，防腐剤の働きをする抗酸化物質を取って活性酸素を減らしてください（参照 14）．

　４）副交感神経を元気にする食材
　自律神経失調症でより注意を要するのが，副交感神経の低下です．内臓病を警戒する必要があります．副交感神経は体内の有害物質を外へ吐き出す役割をするという点に着目して，これを後押しするような食材（発酵食品など）を考えましょう（参照 15）．また魚介，かつお節などの成分であるグルタミンは免疫力，消化吸収力を高めます．副交感神経低下により免疫や消化吸収が落ちるので，その補助としてグルタミンを多めに取るようにしましょう．辛い，渋い，酸っぱい食べ物（参照 16）や温かい食べ物（参照 17）も副交感神経を助けます．

3.「ニコニコ」散歩を主体に

　中年期は有酸素運動（散歩）がいちばん大切です．有酸素運動で内臓脂肪が燃やされるからです．その結果アミロイドも燃やされます．また内臓脂肪からはインスリンを弱めるホルモンが分泌され，インスリンが弱くなるとストレス，自律神経失調症が生じるので，内臓脂肪を減らすことで自律神経も整います．
　中年期はまだ筋肉がそれほど減っていないので，筋トレが必須ということはありません．内臓脂肪を燃やすということが主目的

と考えれば，有酸素運動である「ニコニコ」散歩が第一歩です．

　1）7,000 歩の「ニコニコ」散歩
　現代人は，昔に比べて歩くことが少なくなっています．理由の
1 つに時間を無駄遣いできないという余裕のなさが挙げられ，こ
れが自律神経を悪化させます．だからといって顔を引きつらせて
義務的に歩くのは感心しません．散歩により筋肉が鍛えられ，イ
ンスリンが元気になること以外に，「ニコニコ」散歩は大脳辺縁
系を癒し，自律神経改善効果が倍増します．
　1 日 7,000 歩前後は歩くように心がけましょう．歩けなかった
日は夕食を半分に減らす「メリ」，「歩かないなら食べない」が
大原則です．

　2）赤筋にはストレッチ
　有酸素運動だけでは十分に内臓脂肪が減らない人は「ニコニ
コ」筋トレを始めましょう．まずは赤筋の筋トレ，すなわちスト
レッチです．赤筋が内臓脂肪を燃やす働きをするからです．
　赤筋は血管が豊富なので赤色で，酸素の供給が十分なため，長
時間運動に耐えられるのです．白筋が老化で簡単にやせていくの
に対して，赤筋は“縁の下の力持ち”で，ずっと体を支えてお
り，痩せて減っていくことはあまりありません．その代わり，ず
っと負担を受けるため硬くなって縮む方向に進みます．これを筋
拘縮（筋硬直）といいます．拘縮した赤筋を伸ばして鍛えるに
は，ストレッチが有効なのです．ストレッチでほぐされた赤筋は血
流がよくなり，内臓脂肪を燃やす効率が上がります（参照 18）.

3）10 分間「ニコニコ」ストレッチ

　赤筋のストレッチは，できる限り大きな筋肉を狙って，1 つの筋肉に 20 秒以上行いましょう．下図のような順番でストレッチしていきます．

　上半身 4 個，下半身は 8 個で，合計 12 個の赤筋を鍛えましょう．ゆっくりやっても 10 分間で終わらせることができます．「10 分間ストレッチ」です．毎日 2 回続けましょう．「ニコニコ」と楽しく！

【立って（座って）】

❶ 両手を挙げて背伸びする（→脊柱起立筋，腹横筋）

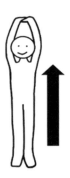

❷ 左右へ状態を倒す（→腰方形筋）

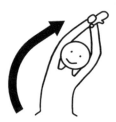

❸ 挙げた手を横に広げてバンザイして胸を張る(→小胸筋)

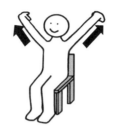

❹ 足裏を合わせて両膝を外へ倒す(→内転筋)

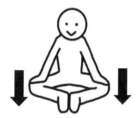

【寝て】

❺ 両膝を抱えて腰を伸ばす(→多裂筋)

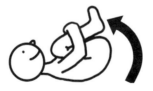

❻ 左右片膝ずつ抱えてお尻を伸ばす(→中臀筋)

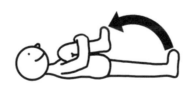

❼ 両膝を立てて左右に倒す（→腹斜筋）

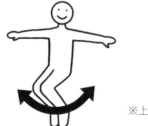

※上から見た図

❽ 左右の膝を片方ずつ内側に倒しお尻を伸ばす（→小臀筋）

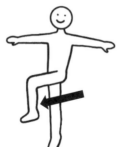

※上から見た図

❾ 左右の足を膝を伸ばして持ち上げる（→ハムストリングス）

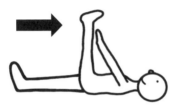

❿ 左右膝を後ろに引いて太ももを伸ばす(→腸腰筋, 大腿四頭筋)

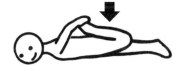

4.「もくもくワクワク」始めよう

　アルツハイマー病予防のために留意しなければならない脳の部位は大脳辺縁系と前頭葉です.

　アルツハイマー病に備えなければならない中年期に「もくもくワクワク」（p.35 参照）を意識することは有意義なことです. イライラ・カッカして情緒が不安定だと感じたら「もくもく」の作業や運動を続けてみましょう. 弱った大脳辺縁系が癒やされていくはずです. 先を急ぎたい気持ちが強い中年期に, その場にとどまって単純な運動や作業を続けることは一見無駄なような行為ですが, これは「メリハリ」の「メリ」に通じます.

　何事にも意欲が湧かずイヤイヤの気持ちが強い人は, 前頭葉が弱ってきていることを意味し「ワクワク」をもたなければなりません. 「ワクワク」は, 仕事や趣味を失った老後には是非必要ですが, 中年期にもこの気持ちが薄れる場合があります. 退職や子育て終了などで, どうしても成し遂げなければならない仕事がなくなると, 前頭葉ががっくりと機能停止する場合もあります. 「ワクワク」で前頭葉を活性化しましょう.

　中年期は忙しい一方, 老化を感じ始める時期です. 定期的に「もくもく」「ワクワク」を１つずつ入れることをオススメします.

【参照７】動脈硬化は自律神経失調で悪化する

　日本人の死因の第２位が心疾患，そして第４位が脳卒中です．心疾患と脳卒中は動脈硬化が原因である場合が多いのですが，自律神経失調症は動脈硬化を助長するのです．動脈硬化は血管にゴミ（コレステロール）がたまる病気で，先に述べたように交感神経がゴミをためる役割をします．またゴミの１つである活性酸素も動脈硬化を助長します．一方，副交感神経が血管からゴミを運び出す働きをすることから，自律神経失調症が長引くと動脈にゴミがたまっていきます．動脈硬化が進行すると，血管障害が引き起こされる危険も高くなっていきますが，これも自律神経失調症が関与します．血管が収縮し，血液が固まりやすくなるからです．血管障害として，脳卒中（脳出血，脳梗塞，くも膜下出血），心筋梗塞などが代表的な例です．

【参照８】自律神経失調症になると癌になる危険性が増す

　副交感神経は免疫力も整えます．免疫はリンパ球（白血球）が司ります．リンパ球は細菌，ウイルス，癌細胞などの敵を退治します．副交感神経はリンパ球を増やしてくれるのですが，自律神経失調により副交感神経が低下するとリンパ球が減り，免疫力が低下していきます．

　また，自律神経失調症により体内に活性酸素が増えることも癌になる危険性を高めます．活性酸素は交感神経により生まれ，副交感神経により体の外へ出されます．したがって，自律神経失調が続くと，どんどん体内に活性酸素がたまっていきます．そして，活性酸素は癌細胞を生むのです．本来は，癌細胞が増殖しないように免疫が働くのですが，自律神経失調症により免疫力が低下したために，癌になりやすくなってしまうのです．

**【参照9】メタボ（内臓脂肪）は自律神経失調症を起こし
　　　　やすい**

　自律神経失調症によりメタボが悪化してアミロイドが増える一
方，逆にメタボが自律神経失調症を起こすこともあります．これに
はインスリンが関係します．内臓脂肪からはインスリンを弱めるホ
ルモンも分泌されます．インスリンは体内の掃除役で，掃除が進ま
なくなると脳が焦り出します．その結果，脳内にストレスが生じ，
自律神経失調症につながっていくのです．

　インスリンは糖質ばかりか脳内でのアミロイドの掃除にも関係し
ます．インスリンが弱ると脳が焦ってストレスと同時にインスリン
の数を増やすよう司令します．ところがインスリンを分解する酵素
はアミロイドも分解する役割も兼ねるので，インスリンの数が多い
とアミロイドの分解まで手が回らなくなり，脳内にアミロイドが増
えていきます．糖尿病患者にアルツハイマー病が多いのは，これが
原因といえます．

【参照10】ストレス太り

　ストレスが強いと脳は交感神経を強めコルチゾールというホル
モンを分泌させます．

　交感神経は体内にゴミ（有害物質）をためる自律神経である
し，コルチゾールは内臓脂肪を取り込む働きをします．コルチゾ
ールは「闘争」のホルモンといわれ闘争に備えて内臓脂肪をどん
どん蓄えるのです．ストレス太りでは内臓脂肪が増えやすく，メ
タボの太り方になります．よい太り方ではありません．

【参照 11】豆腐は良質のタンパク質

　ストレス時にはタンパク質が大量に消費されます．タンパク質が不足すると，身体ばかりか脳も元気がなくなります．1日60gくらいのタンパク質が必要で，豆腐（「なまけとらんか」の「と」）なら3丁．昼間は運動するためのエネルギー源の糖質を取るべきですが，夜は明日に備えて体と心をリセットするため，重点的にタンパク質を補充しましょう．寝ている間に，脳もリセットするはずです．

【参照 12】玄米はビタミン，ミネラルが豊富

　ストレス時には脳の代謝も上げなければいけません．脳のエネルギー源は糖質だけだからといって，糖質を摂ってさえいればよいわけではありません．脳の代謝にはビタミン，ミネラルも必要です．玄米（「なまけとらんか」の「け」）は，糖質（米）にビタミン，ミネラルを多く含んでおり最適だといえます．またビタミン，ミネラルは，調理，加工でどんどん減っていくことから，できる限り自然食品を取るようにしてください．

【参照 13】「なまけとらんか」にはビタミンBが豊富

　ビタミンB群はタンパク質ばかりでなく糖質，脂質の代謝にも関係します．さらに免疫，造血などにも必要です．代表的なビタミンBと食材を挙げます．日本食の食材がよいようです．
- ビタミンB1　　：豚肉，ブロッコリー，落花生
- ビタミンB2　　：卵，納豆，レバー
- ビタミンB6　　：マグロ，かつお
- ビタミンB12　：マグロ，イワシ，サバ，アサリ，ノリ
- 葉酸　　　　　：菜の花，枝豆，ほうれん草

【参照 14】 カボチャは上等な防腐剤

　抗酸化物質の代表はビタミン E で, うなぎ, カツオなどの豪華な食材に含まれますが, カボチャ (「なまけとらんか」 の「か」) にも十分含まれます. ビタミン E は血行をよくし, 冬のカボチャは冷え性にも適します. ビタミン E の働きを助けるビタミン C を添えれば一層効果的です. その他の抗酸化物質として, ポリフェノール (赤ワイン, コーヒー), カロテノイド(にんじん, カボチャ)などもあります.

【参照 15】 納豆は副交感神経を元気にする

　納豆 (「なまけとらんか」 の「な」), 味噌, ヨーグルトなどの発酵食品は, 言い方を変えると腐らせた食べ物なので, 副交感神経はそれを吐き出そうとして働き, 元気になります. また納豆のように消化に時間のかかる食品は, それだけ胃腸を動かすことにもなります. 納豆は朝に食べる人が多いと思いますが, 副交感神経活動が活発な夜に食べると, さらに副交感神経は元気になります.

【参照 16】 辛い, 渋い, 酸っぱい物も副交感神経を刺激する

　刺激の強い食べ物も, それを吐き出そうと副交感神経が働くことから, 自律神経失調症に適しています. 辛い食べ物である唐辛子やショウガは代謝も高めるし, ワサビはビタミン B1 も豊富です. また, 渋茶, 渋柿, ワインなどの渋味の元であるポリフェノールは強力な抗酸化物質でもありますし, レモンなどの酸っぱい食べ物の元であるクエン酸は, 疲労回復や抗酸化作用もあり, 効果が認められます.

【参照 17】温かい食べ物も副交感神経の味方

　体の芯の体温を深部体温といいます．深部体温が下がると内臓が弱り，代謝や免疫力も低下します．それを安定させるよう調節しているのが自律神経で，温かい食べ物は深部体温を上げる働きをします．深部体温が上がると，熱を体の表面に逃すため，末梢血管が拡張しますが，これは副交感神経の働きです．温かい食べ物は副交感神経の働きを促します．

【参照 18】中年期からは赤筋に注目

　筋肉は，白筋（表層の筋肉：アウターマッスル）と赤筋（深層の筋肉：インナーマッスル）に分かれます．白筋は速筋で短時間の運動をする筋肉ですから，脂肪を燃やしません．赤筋は遅筋で，ゆっくり動かす運動（有酸素運動）をする筋肉ですから脂肪も燃やせられます．青年期を過ぎると瞬発力を出す白筋はしぼんでいきますが，赤筋は老化にはあまり影響を受けません．なぜなら赤筋は持続力，すなわち身体の姿勢を保つ筋肉で，いくつになっても必要だからです．しかし赤筋も動かさないと弱っていきます．中年期からは赤筋の維持に努めるべきです．

老年期は自律神経を整え
神経細胞をストレスから守る

I. 老年期のストレスに注意

1. ストレスでメタボが悪化する

　メタボは「内臓脂肪がたまった状態」です．拡大解釈すれば「いろいろな有害物質がたまった状態」といえます．内臓脂肪，活性酸素，アミロイドなどが体内の有害物質なのですが，なぜ有害かといえば組織を腐らせるからです．それらにストレスが加わると，そのスピードが早まるわけです．

　老年期にストレスが多いと，脳において神経細胞が腐る（壊れる）のが早まります．神経細胞が壊れて死んでいくと，脳が萎縮（縮んでいくこと）をしはじめます．脳萎縮はアミロイドのせいばかりではありませんが，特に海馬（大脳辺縁系）が強く萎縮した場合は，アルツハイマー病を疑わなければなりません．

2. ストレスがアミロイドを凶暴にする

　脳においてアミロイドがたまるだけなら問題はないのですが，アミロイドが神経細胞を攻撃して壊していくことが問題なので

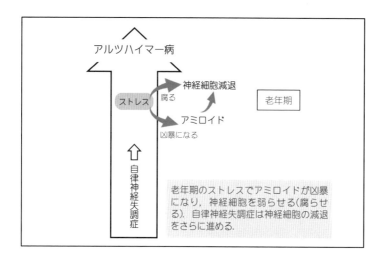

す．脳に増えていくアミロイドが，もともとの住民である神経細胞と平和に暮らしていくのならば，問題は起こりません．ところが，いつしかアミロイドが神経細胞に危害を加えるようになります．ストレスがアミロイドを凶暴にするのです．ストレスとアミロイドのダブルパンチで神経細胞は弱って（腐って）いくのです．ストレスが自律神経失調症を悪化させると，神経細胞のダメージはさらに深まります．

　以下のような項目にあてはまる人はストレスがたまっている可能性があり，要注意です．

　　① 疲れやだるさを感じることがよくある

　　② 食欲がないことが多い

　　③ 動悸がしたり，脈が速いと感じる

　　④ 寝つきが悪い

　　⑤ 朝起きるのがつらいと感じることが多い

⑥ イライラしたり，些細なことで怒ることが多い

⑦ 気分が憂うつで，物事をする意欲がないことが多い

⑧ 人と会ったり，友人などと話をするのが面倒

⑨ よく頭痛や頭が重いと感じる

⑩ よくめまいやフラツキを感じる

3. 自律神経失調症で活性酸素が増える

　老年期のストレスには問題があります．ストレスにより交感神経が興奮すると活性酸素が生じ，神経細胞を傷つけるようになるのです．活性酸素は体内のサビを起こします．神経細胞もサビていく（腐っていく）のです．

　そして更に，副交感神経までが低下したなら，脳内のアミロイドや活性酸素を脳の外へ運び出せなくなり，どんどん増えていくことになります．

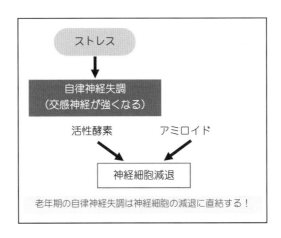

4. 老年期の自律神経失調で神経細胞が壊れる

　老年期になると，どんどん増えてきたアミロイドは神経細胞を攻撃するようになります．ストレスが強いとアミロイドはより凶暴になり，神経細胞を倒していきます．老年期は「アルツハイマー病への道」の神経細胞が弱っていく「神経細胞減退期」です．

　そこに自律神経失調症が加わると，さらに神経細胞はどんどん壊れていきます．老年期はいかにストレスを減らすか，自律神経を整えて神経細胞を守るかがポイントです．

II. ストレスに負けないための自律神経調整法

1. 「メリ」に「ハリ」を加えて

　老年期はいかにストレスを心（脳）にためないかがポイントですから，ストレスを「メリ」するため，中年期の「メリハリ」で

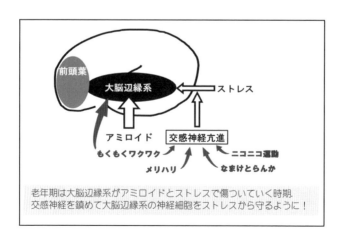

老年期は大脳辺縁系がアミロイドとストレスで傷ついていく時期．
交感神経を鎮めて大脳辺縁系の神経細胞をストレスから守るように！

説明したスローライフ，"イヤ"を吐き出す，深呼吸，大笑いなどは大切です．しかし老年期は仕事，趣味などがなくなっていく時期でもありますから，「ハリ」も忘れてはいけません．

　「ハリ」は前頭葉の活性化にもつながり，元気になった前頭葉は大脳辺縁系に助けの手をさしのべるはずです．

　１）朝は決まった時間に起きる

　老人は一般にヒマが多すぎて，気を抜くと生活が乱れてしまいます．昼間寝るから夜間眠れずに昼夜逆転してしまうこともあります．夜どんなに眠れなくても，朝は決まった時間に起きて「ハリ」でスタートすることを心がけましょう．昼寝はむしろ脳（記憶）のためにプラスになりますが，１時間以内にしておきましょう．

　２）外出する

　「メリハリ」のある生活を守るため，１日に１度は外出する日課をもち「ハリ」を入れましょう．不規則で引きこもる生活は，自律神経失調症ばかりかアルツハイマー病も引き起こします．面倒くさくても外出してブラブラと街の中を散策するなどの行為が毎日の「ハリ」を作ることになります．新しいことを発見したり，きっと素晴らしいなにかが現れるはずです．

　３）散歩する，楽しく少しでも多く歩く

　散歩は自律神経失調症，アルツハイマー病を予防するために不可欠です．70歳代は7,000歩，80歳代は5,000歩，90歳代は3,000歩を目安に．メタボのためには少しでも多く，ストレス（自律神経失調）改善のためには楽しく歩くことを心がけてください．

 4）趣味，訓練，リハビリを休まない
　やると決めたら，できる限り休まないで続けることが大切です．面倒くさいとサボっていると，生活に「ハリ」が失われていきます．これらはよい気分転換（メリハリ）になります．逃げてはいけません．

2.「なまけとらんか」と神経細胞を丈夫にする食材

　老年期はストレスとアミロイドの攻撃に神経細胞がさらされます．自律神経を整える「なまけとらんか」の食材に加えて，神経細胞を丈夫にする食材を取り入れるとよいでしょう．そのためにはDHA，ビタミンE，ビタミンD，ミネラルをオススメします．

 1）神経細胞の膜を丈夫にする食材
　老化とともに神経細胞の膜も硬くなっていきます．神経細胞膜が硬くなると，ストレスやアミロイドの襲撃に対応し切れなくなります．まずは神経細胞膜を柔軟にすることが大切です．青魚のDHA（EPA）は動脈硬化を抑える以外に神経細胞の膜も柔らかくします．肉類の飽和脂肪酸は，その反対の働きをします．この点においては肉より魚です．中年期ほど気にする必要はありませんが，老年期も魚に重点を置くべきです．

 2）神経細胞の代謝をよくする食材
　神経細胞の代謝を高めるのは，まずビタミン B1（豚肉，ブロッコリーなど）や B2（卵，納豆など）が必要です．またカルシウム（魚介類，牛乳など）やマグネシウム（クルミ，納豆など）

などのミネラルも神経細胞内に流入して神経細胞の活動性を高めます．ビタミン D（干し魚，干し椎茸など）は，ミネラルを神経細胞に取り込む働きがあり，必要です．

　3）神経細胞のシナプスを増やすための食材
　神経細胞同士が神経ホルモンのやりとりをして情報交換をするため，神経ホルモンの出入り口であるシナプスを増やす必要があります．そのためには，ビタミン B12（魚介類，ゴマなど）も大切です．
　ビタミン B12 は自律神経の本体であり，自律神経失調症とアルツハイマー病のためには一挙両得といえます．

3.「ニコニコ」筋トレでストレスに勝つ

　老年期は神経細胞ばかりか筋肉もどんどん減っていきます．筋肉が減ると，体内でストレスが増えてしまいます．有酸素運動に筋トレも加え，筋肉を増やす努力もすべきです．赤筋のストレッチだけでなく，白筋の強化も必要です．白筋は老化による減少が激しい分，筋トレなどを行うことで増える可能性も大きいと考えられるのです（参照 19）．

　1）ストレスを和らげる筋トレ
　老年期はできるだけ外からのストレスを減らす（イライラ，カッカしない）ことに加えて，筋肉を増やして体内からのストレスを減らすように心がけてください．そのためには先に説明した「ニコニコ」ストレッチ（p.46 参照）に加えて「ニコニコ」レジ

スタンス運動を行ってください.

　白筋は歯を食いしばって思い切り力を出す短時間の運動である
レジスタンス運動で鍛えられます. 歯を食いしばるといっても,
それでストレスをためてはいけません. 鼻歌まじり適度に力を出
す「ニコニコ」レジスタンス運動にとどめましょう. 続けること
が大切です.

　2）1週間「ニコニコ」レジスタンス運動をする

　白筋強化は体幹付近の大きな白筋のレジスタンス運動が効果的
です. 以下の9種類のレジスタンス運動で10個の白筋を鍛えま
しょう. 1日に1～3種類のレジスタンス運動を1セット20回,
休みながら2～3セット. サーキット式に鍛える筋肉を変えてい
き, 1週間で9種類すべてを終わらせてください. 1週間「ニコ
ニコ」レジスタンス運動です.

　初めは1回に1種類, 徐々に2～3種類に増やして1週間です
べて行ってください. 1セット20回が難しければ5～10回から
スタートしましょう.

　無理せずゆっくり三日坊主（ぼうず）にならないで頑張ってく
ださい.

❶ 腕立て伏せ（→大胸筋）

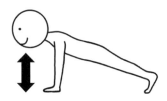

❷ いわゆる腹筋(→腹直筋)

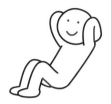

❸ うつ伏せ背中反らし(→広背筋，僧帽筋)

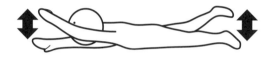

❹ バックキック(→大臀筋)

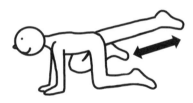

❺ 横向きに寝て足上げ(→中臀筋)

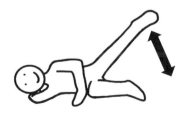

❻ キック(→大腿四頭筋)

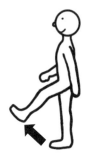

❼ 階段昇降(→腸腰筋, 大腿四頭筋, 大臀筋)

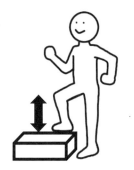

❽ スクワット(→大臀筋, 大腿四頭筋, 下腿三頭筋)

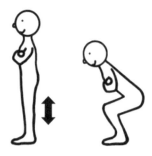

❾ つま先立ち，かかと立ち(→下腿三頭筋，前脛骨筋)

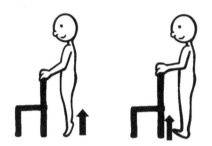

4.「もくもく」を心がけて

　老年期にイライラ，カッカしていませんか？「もくもく」となに
かに取り組んでいますか？「もくもく」は，ストレスから脳（大脳
辺縁系）の神経細胞を守る働きをすることから，神経細胞が壊れや
すくなる中年期後半から老年期にかけては，特に重要です．

　「もくもく」は，自律神経を整えて活性酸素を抑え，神経細胞
のサビを防ぎます．「もくもく」が終わったら，ご褒美に「ワク
ワク」するようなイベントも楽しんでください．

　１）「もくもく」作業
　単純な作業をもくもくと続けて，作り上げていくうちに脳のモ
ヤモヤが晴れていきます．すなわち大脳辺縁系が元気になってい
くのです．絵画，工作などをしていると右脳が働きます．塗り絵
や積み木などは子どものころの遊びで，だれもが行った懐かしい
遊びなので，みんなが入っていきやすい課題です．完成が近づく
と，達成感で前頭葉も元気になります．著者としてはこれらの右
脳の「もくもく」作業を薦めますが，読み，書き，そろばんなど

の左脳の「もくもく」作業のほうが合っているという人もいます．そのような人は，写経，読経，簡単な計算問題などもよいと思います．簡単な読み書き計算をスラスラと進めていくにつれて無心になり，大脳辺縁系も休まっていきます．

　2)「もくもく」運動
　「もくもく」が得られるのは単純作業だけではありません．座禅，太極拳，ヨガなどのその場にとどまっての瞑想，ゆっくり体を動かす単純な運動も大脳辺縁系を休める行為です．自分の姿勢を意識して，その姿勢を保つためには頭頂葉が働き，頭頂葉も鍛えられます．フラダンスなどもよいでしょう．フラダンスはゆっくりとした単調な音楽に合わせて，笑顔で踊るのが特徴で，大脳辺縁系を癒します．音楽を聴くことで側頭葉が刺激され，音楽に合わせて姿勢を保持して体を動かすことで，頭頂葉，前頭葉も活性化されます．

　3)その他の「もくもく」
　作業や運動以外でも，音楽を聴く（音楽療法），香りを楽しむ（アロマテラピー），ペットを可愛がる（ペットテラピー）なども「もくもく」の効果があります．要するに好きな事（イヤでない事），簡単な事を無理せずノンビリ続けると，脳（大脳辺縁系）が癒されていくのです．掃除，洗濯，事務仕事でも楽しくやれば「もくもく」効果が得られるはずです．

　4)「もくもく」は「メリ」につながる
　「もくもく」作業や運動は，時間に追われ合理性を追求する現

代人にとって「メリ」の行動といえます．無意味に近い課題を続けていくうちに，のんびりした気持ち，無心になってきます．そのような意味からも，「もくもく」は交感神経を鎮めて副交感神経を元気にするといえます．

【参照 19】老年期は白筋に注目

　白筋強化の目的は，筋肉を増やしてストレスを減らすことだけでなく，転倒予防にも大切です．高齢者にとって転倒は命取りになることがあります．大腿骨や背骨の骨折は寝たきりの原因になるからです．若いころはつまずいても転びませんが，高齢になると容易に転倒してしまいます．白筋は血管が乏しいため長時間の運動には不向きですが，高齢になってもいざというときには瞬発力は必要です．転びそうになったとき，立ち直るには瞬発力が必要で，安心してニコニコ散歩するためにも鍛えておくべきです．

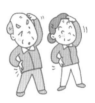

老後は自律神経を整え 神経ホルモンを増やす

Ⅰ. 老後のフレイルに注意

1. 老後の自律神経失調症で栄養失調になる

　加齢とともに，交感神経の興奮は徐々に鎮まっていき，その代わりに副交感神経が低下していきます．副交感神経は消化管の吸収力を高める働きがあるため，副交感神経が低下すれば栄養の吸収力が落ちて栄養失調に向かっていってしまいます．

　老後にグッと増えてくるのがフレイルで，自律神経失調症が合体すると，さらに事態は深刻化します．

　副交感神経低下やフレイルは，栄養失調ばかりか免疫力の低下も起こします．老後の免疫力低下は感染症につながり，老後の肺炎は動脈硬化や癌より恐ろしい敵といえます．

2. 栄養失調で神経ホルモンが減る

　質量ともに減退した神経細胞は神経ホルモンを分泌する元気がなくなっていきます．老後は「アルツハイマー病への道」の「ホルモン減少期」で，それに追い討ちをかけるのがフレイルと副交感神経

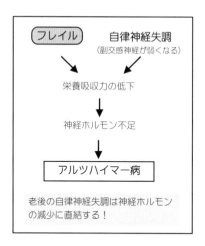

の低下です．栄養失調が起きタンパク質（アミノ酸）が不足すると，神経ホルモンが分泌されなくなります．

　老後はいかにフレイル，自律神経失調症を防いで必要な栄養を補充するかがポイントになります．

3. 老後の自律神経失調症でフレイルが加速する

　中年期や老年期では，体内の有害物質が「余って腐っていく」時期です．これを後押しするのが自律神経失調症です．ところが，体内の栄養分が「減っていく」フレイルの時期である老後においては，自律神経失調症は栄養吸収を減らす働きをしてフレイルを悪化させます．メタボとフレイルでは栄養過多と栄養失調という真逆な方向で病気を引き起こしますが，自律神経失調症はそれぞれを加速させるのです．フレイルが近づいてきたら，食事，運動，活動（仕事）などを「減らさない」努力が必要です．

　フレイルにしてもアルツハイマー病にしても生活習慣病です.
自分自身の現状を振り返ってみてください.

① 朝は決まった時間に体を起こしている？

② 1日に1度は外出している？

③ 運動する習慣を失っていない？　ちゃんと歩いている？

④ 趣味を持ち続けている？

⑤ しっかりタンパク質, ビタミン, ミネラルを取っている？

⑥ 目標, 日課を作っている？

⑦ よくイライラ, カッカしていない？

⑧ なにかやろうという意欲を失っていない？
　　イヤイヤの姿勢ではない？

⑨ 人に迷惑をかけるようなもの忘れはない？

⑩ 転ぶことはない？

4. フレイルで前頭葉が弱る

　老後にフレイルが襲ってくると神経細胞から神経ホルモンが分泌されなくなり, アルツハイマー病に直結するのです.

　フレイルでは老後の栄養失調や運動不足などにより各臓器に老朽化が起こり, 心身が虚弱になっていきます. 脳も虚弱になったとすれば（脳フレイル）, 脳内に情報を伝達する神経ホルモンを作る元気がなくなります.

　フレイルで運動不足になると前頭葉に元気がなくなります. そうなると神経ホルモンを分泌させる司令が出せなくなります. 自律神経失調症はフレイルを後押しするため, 前頭葉はますます弱っていきます.

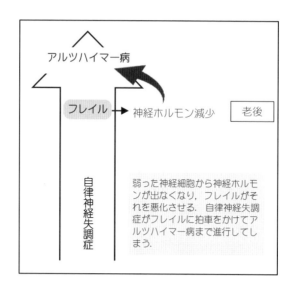

アルツハイマー病

フレイル → 神経ホルモン減少 　老後

自律神経失調症

弱った神経細胞から神経ホルモンが出なくなり，フレイルがそれを悪化させる．自律神経失調症がフレイルに拍車をかけてアルツハイマー病まで進行してしまう．

II. 神経ホルモンを増やすための自律神経調整法

1.「メリハリ」の「ハリ」を主体に

　「ハリ」とはまさに「張り」のある生活態度です．老後は緊張感も必要なのです．ダラダラ自宅に引きこもっていたら自律神経はよくなりません．交感神経が乱れてしまいます．

　しっかり食べて（食べるのをサボらない，時間をかける），しっかり外出して（自宅に引きこもらない），しっかり休んで（十分に眠る），しっかり楽しむ（散歩，旅行，趣味）といった"しっかり"した行動が必要です．このようにして交感神経を安定させることが大切で，そうすれば副交感神経も弱らずにすみます．

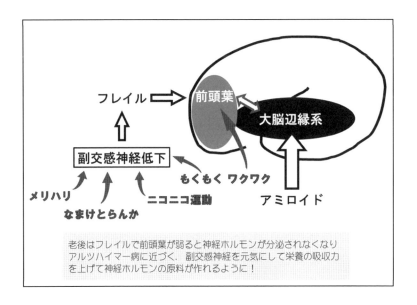

老後はフレイルで前頭葉が弱ると神経ホルモンが分泌されなくなり
アルツハイマー病に近づく. 副交感神経を元気にして栄養の吸収力
を上げて神経ホルモンの原料が作れるように！

　1）予定を入れてこなす
　高齢者は仕事や義務から解放され，どうしても心にポッカリ穴
が空きます．心とは脳，特に前頭葉を指します．そのような状況
が続くと脳（特に前頭葉）の機能が落ちていきます．
　日課，趣味，行事などの予定を入れて，しっかりこなす「ハ
リ」の行動で脳の空洞化を埋めなければ，アルツハイマー病が近
づいてくるに違いありません．サッと日課，趣味，行事などの行
動に切り換える「ハリ」が大切です．

　2）朝しっかり起きて昼間出かける
　朝きっちり起きることは「ハリ」．高齢になると眠りが浅くな
り，不眠症になりやすいものです．昼夜逆転などになると，自律

神経も狂ってきます．きっちり起きて日内リズム（交感神経と副交感神経のスイッチ）を整えることが第1です．昼間（特に午前中），外に出て日光を浴びると夜眠りにつきやすくなります．

3）少しの距離なら歩く

少しの距離なら歩く，ヒマをみつけて歩くという姿勢は「ハリ」につながります．現代人は車や交通機関が普及したため，無理に歩く必要もなくなったおかげもありますが，歩くことを面倒と考えて運動不足に陥るという面も強いと思います．

高齢者が面倒だからといって歩かないと，足も弱るし自律神経も乱れます．面倒でも課題をやり遂げるということは前頭葉の強化につながります．前頭葉は弱った大脳辺縁系を助けることによってストレスを減らす効果もあるため，自律神経にも好影響を与えます．

4）外出，旅行

できれば1日に1度は外出しましょう．自宅でのんびり過ごすのは楽ですが，服など身なりに気をつけて，転倒や事故などに気をつけて外を歩くことは緊張感を呼び起こします．さらに"足を伸ばして"旅行することは最高の「ハリ」であり，脳トレでもあります．

定期的に旅行すればアルツハイマー病を8分の1に減らすことができるといわれます．面倒でも出かけて楽しむことで前頭葉が鍛えられるし，楽しいことをするのは大脳辺縁系や右脳を元気にさせます．これらの脳を整えることは自律神経にもよい効果を与えます．

2. 栄養どんどん「なまけとらんか」

　老後は栄養失調との戦いです．自律神経を調整する「なまけとらんか」の食材の中でも筋肉をはじめ体内の臓器の元になるタンパク質，その代謝を助けるビタミン，ミネラルを十分に取らなければなりません．食べているつもりでもやせていっているようではフレイルが近づいている（もうなっている）かもしれません．老後は体内の至る所が故障してきます．その都度，補修工事が必要です．建物でコンクリートにあたるのがタンパク質で，どんどん食べて壊れかけた臓器を補修する必要があります．

　1）「ひまごうまれた，なまけとらんか」
　フレイルの危険が迫る老後においては，食事を楽しめるよう，豪華な美食を心がければよいのです．"なにを食べてはいけない"から"なにを食べよう"にチェンジすべきです．そこで，こういうのはどうでしょう．「ひまごうまれた」（ひ＝ヒレ肉，ま＝まぐろ，ご＝ご飯，う＝うなぎ，ま＝松茸，れ＝レバー，た＝卵）．100 歳時代ですから，孫どころか，ひ孫が生まれる年ごろまで活動（活躍）したいものです．「なまけとらんか」でも，中年期とはかなり違います（参照 20）．

　2）3 大栄養素をどんどん
　タンパク質なら肉，魚，豆，卵の何でも結構です．食べたいものを思う存分食べればよいのです．3 大栄養素である糖質（ご飯，麺類，デザート）や脂質（脂っこい，くどい食品）も栄養源ですから遠慮することはありません．基本は"美味しいおかず"です．

3）かつお節は記憶力も高める

老後においてグルタミンの低下は，心身を虚弱化させていきます．すなわちフレイルの道を歩むことになるのです．かつお節（「なまけとらんか」の「か」）などでグルタミンを取って副交感神経を助けましょう．そればかりではありません．グルタミンの仲間であるグルタミン酸は記憶を司る脳内ホルモンでもあります．

老後のグルタミン不足はアルツハイマー病にもつながります．栄養失調になりがちな老後において，グルタミンは要マークです．

3.「ニコニコ」散歩と筋トレをサボらず

散歩はアルツハイマー病，自律神経失調症の予防に非常に効果のある行為なのですが，楽しく歩かなければ効果は半減します．老後，安心して散歩をするためには，そのための筋肉が必要になります．

老後，特にフレイルでは赤筋も白筋も減っていきます．赤筋の強化は，安定した姿勢で長く歩ける持続力をつけることができ，白筋の強化は転倒予防など，瞬発的な運動を行う力がつきます．

1）「ニコニコ」散歩で多くの効果が望める

「ニコニコ」散歩は大脳辺縁系や前頭葉によい効果をもたらすことから，自律神経失調症ばかりでなくアルツハイマー病にも有用です．歩くことで足の血流が増えて，心臓へ戻る血流も増加することにより脳血流もよくなります．

また歩くことは前頭葉の強化につながります．さらに散歩の途

中で景色を見る，街角の音を聞く，漂ってくる香りを嗅ぐ，なにかに触れてみる，いろいろなお店の料理を味わうなどして五感を鍛えることができます．以上のように「ニコニコ」散歩は単純ですが，非常に効率のよい脳のトレーニングといえます．

２）フレイル予防の「ニコニコ」筋トレ
　１日3,000歩くらいの「ニコニコ」散歩を最低１日おきに行いましょう．
　「ニコニコ」散歩を楽しく安全なものにするために，まずは10分間「ニコニコ」ストレッチ（p.46参照）で赤筋を鍛えましょう．
　次に白筋の強化ですが，白筋レジスタンス運動は若い頃のようなわけにはいかないので，以下のような“高齢者用”１週間「ニコニコ」レジスタンス運動から始めて，徐々にハードルを高くしていきましょう．要領は老年期の１週間「ニコニコ」レジスタンス運動（p.62参照）と同じです．

❶ 壁に向かって腕立て伏せ（→大胸筋）

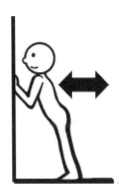

❷ 仰向け膝立てヘソを見る(→腹直筋)

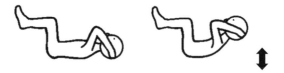

❸ 胸張り・丸め(→広背筋, 僧帽筋)

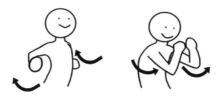

❹ 机につかまり足反らし(→大臀筋)

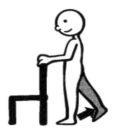

❺ 机につかまり足外へ(→中臀筋)

❻ イスに座って膝伸ばし（→大腿四頭筋）

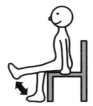

❼ 足踏み（→腸腰筋）

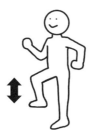

❽ ハーフスクワット（→大腿筋，大腿四頭筋，下腿三頭筋）

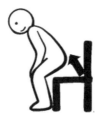

❾ イスに座ってつま先立ち（→下腿三頭筋）

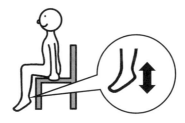

❿ イスに座ってつま先そっくり返し（→前脛骨筋）

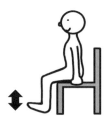

4.「ワクワク」食べて，動いて，働いて

　老後，特にフレイルが近づいてきている人はなに事に対しても
イヤイヤという態度を示していませんか？「ワクワク」すること
がありますか？「もくもくワクワク」のなかでも老後は「ワクワ
ク」が特に必要です．「ワクワク」は前頭葉を元気にすることに
より，脳全体を活性化させます．その結果，脳内で神経ホルモン
が分泌されます．神経ホルモンが減っていき，アルツハイマー病
に近づく老後において，「ワクワク」はぜひ必要といえます．

　老後の合い言葉は"食べて，動いて，働いて"です．まずしっか
り美味しいものを食べて，エネルギーがたまったらしっかり動いて
活動できる体力を養いましょう．そしてだれかの役に立つ（働く）
ことがあれば「ワクワク」は自然と増えていくはずです．「ワクワ
ク」で前頭葉が元気になれば，自律神経も整っていきます．

　1）イベントを作ること
　楽しい行事が予定されていてそれを楽しみに待つ，いよいよそ
の時が来て楽しむ．このような時は，脳内は「ワクワク」モード
です．旅行や食事会にしても自分で計画すれば，効果は十分で

す．しかしそれが出来ないにしても，誘われたら断らずイベント
には参加して，増やしていきましょう．

　2）散歩，日記，趣味を続けること
　散歩，日記，趣味がアルツハイマー病予防に大切であると，私は
いつも患者さんに指導しています．これらは年を取ると，なかなか
継続困難な課題，目標であることは否定できません．それだから
こそ続けるのです．面倒くさくても続けて，それをやり終えたと
きの達成感は前頭葉を元気にして「ワクワク」につながります．

　3）褒めてもらうこと
　せっかく趣味などで作品を作ったのなら，人に見せて褒めても
らうと「ワクワク」します．ちょっと緊張しますが，自分の歌
（芸）を人に見てもらうのもよいでしょう．要は自分の努力の成
果を形にして評価されることが「ワクワク効果」を倍増させるわ
けです．前頭葉の“報酬系”という部位が活性化されるのです．
散歩でも，ここまで歩いたらご褒美として美味しい物を食べよう
というのも「ワクワク」です．貯金通帳を見て，これだけ貯まっ
たとニンマリするのも「ワクワク」です．

　4）「ワクワク」は「ハリ」につながる
　「ワクワク」することがあれば，生活のうえでの緊張感，面倒で
あってもやろうとする気持ち，ちょっと無理するといった「ハリ」
が生まれるはずです．したがって，老後において「ワクワク」は交
感神経を整える効果もあると思います．そして副交感神経も元気に
なっていきます．

【参照20】「まごわやさしい」から「ひまごうまれた」へ

　中年期のメタボの時期は栄養過多に気をつけて「まごはやさしい」（ま＝豆，ご＝ゴマ，わ＝わかめ，や＝野菜，さ＝魚，し＝椎茸，い＝芋）．要するに日本食，質素，腹七分を心得るべきです．老年期は少しずつそれを緩めていくわけですが，老後は潮目が変わります．栄養過多から栄養失調，「余る」から「減る」が病気を生みます．フレイルの兆候が出てきたら，「ひまごうまれた」の食事にガラッと変えてみましょう．潮目を読むことが大切です．

自律神経を整え
アルツハイマー病の進行を止める

Ⅰ. アルツハイマー病の周辺症状に注意

1. 中核症状より周辺症状

　アルツハイマー病の症状には中核症状と周辺症状があります．アルツハイマー病になると記憶力，集中力，注意力，実行力などが落ちてくることで生活に支障が生じます．これが中核症状で，徐々に進行していきます．
　中核症状が進んでいく過程で，周辺症状も目立ってきます．中核症状の低下で自信がなくなり，情緒不安定になったり，無気力

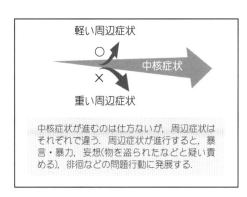

が目立つようになると，周りを困らせてしまうことが多くなります．アルツハイマー病になると子どもに還っていくとよくいわれますが，可愛い子どもになるのか，駄々っ子になるのかでは大きな違いがあります．残念ながらアルツハイマー病が発症してしまった場合は，周辺症状をいかに減らすかが大切になります．

2. 周辺症状は大脳辺縁系が関連する

同程度の中核症状のアルツハイマー病でも周辺症状の程度が全然違うケースもみられます．この違いは大脳辺縁系のダメージによると思います．大脳辺縁系は，近時記憶といって数時間以内の記憶を形成することで中核症状と関連しますが，情緒を形成する役割もあり，周辺症状とも大きく関わるのです．

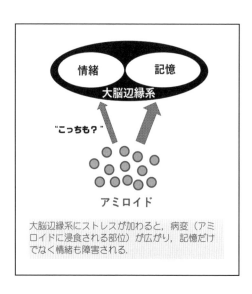

　アルツハイマー病における周辺症状はもともとの性格とストレスで決まると思います．子どもから大人に成長していくにつれて，もともとの性格の上にオブラートをかぶせて社会に順応していたのが，徐々にオブラートが取れてわがままになっていくのです．それを増幅させるのがストレスです．ストレスで病変（アミロイド）が記憶を形成する部位から情緒を形成する部位にまで及ぶ例が周辺症状を起こします．

3. 自律神経失調症で周辺症状も強くなる

　大脳辺縁系は自律神経系の総合中枢である視床下部を囲むようにして，視床下部と連絡していることから，自律神経の調節も行います．ストレスが脳にたまるとき，大体は大脳辺縁系にたまる

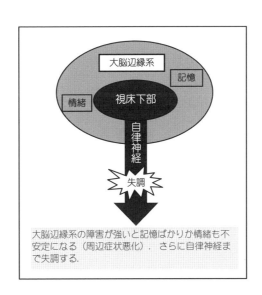

と考えてよいと思います．したがってストレスが多いほど大脳辺縁系のダメージも広がり，情緒まで障害され，さらに自律神経も失調することになります．自律神経が失調すると，先に述べたように神経細胞が壊れていき，大脳辺縁系のダメージはさらに大きくなります．

　アミロイドが攻めてくるのと同時にストレスも加わると，大脳辺縁系の神経細胞は次から次へと壊れていってしまいます．その過程で周辺症状が生まれ，自律神経失調も悪化するのだと思います．ということは，自律神経失調症のあるアルツハイマー病は周辺症状が強いということにもなります．

4. 前頭葉にも注目

　前頭葉は，会社組織に例えるならば，社長のようなものです．社長が会社のプロジェクトを現実化するために社員全体を動かすように，前頭葉の司令で脳全体に神経ホルモンが分泌されます．前頭葉は中核症状を左右する主役です．さらに前頭葉は意欲を向上させる役割もあり，周辺症状にも強く関連します．社長が元気だと会社全体に活気が出るのと同じです．

　その一方で，社長は弱い平社員を助けます．脳において平社員というのが大脳辺縁系です．傷ついた大脳辺縁系は回復し，周辺症状が改善します．

　平社員は，会社の外の関連企業にいろいろと根回しして，会社を支えます．これが自律神経活動です．大脳辺縁系を元気にさせる前頭葉は陰ながら自律神経を動かしていることになります．

II．アルツハイマー病が重度化しないための自律神経調整法

　アルツハイマー病といわれた人は，自律神経を見直してみてはいかがですか？　自律神経を整えることでアルツハイマー病を遠ざけるばかりか，アルツハイマー病になるにしても「可愛い認知症」になれるはずです．

　アルツハイマー病において，重点的に強化しなければならない脳の部位は大脳辺縁系と前頭葉で，これらを整えることで自律神経も整うのです．逆に自律神経を整えることは大脳辺縁系と前頭葉の強化にもつながります．それにより中核症状の進行が抑えられ周辺症状も減ります．アルツハイマー病が重症化しないための「メリハリ」生活，「なまけとらんか」食材，「ニコニコ」運動，「もくもくワクワク」を説明します．

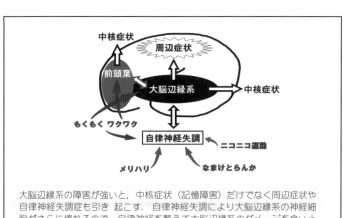

大脳辺縁系の障害が強いと，中核症状（記憶障害）だけでなく周辺症状や自律神経失調症も引き起こす．自律神経失調により大脳辺縁系の神経細胞がさらに壊れるので，自律神経を整えて大脳辺縁系のダメージを食い止めるように！　また前頭葉は大脳辺縁系を助け，大脳辺縁系は前頭葉を支える．自律神経を整えることは前頭葉を支えることにもつながる

1. 「メリハリ」で昼夜逆転，寝たきりを防ぐ

　アルツハイマー病の患者さんは睡眠が浅くなり，睡眠リズムも崩れることが多く，昼夜逆転や夜間せん妄などの問題行動につながります．夜間睡眠中に大脳辺縁系が記憶を整理して記憶が保たれるのですが，安定した睡眠がなされないと大脳辺縁系の働きが悪くなります．また昼間寝ることが多いと活動が減り，前頭葉も弱っていきます．その結果，寝たきりに進展する不幸なケースもあります．

　大脳辺縁系，前頭葉はアルツハイマー病の中核症状，周辺症状の要です．生活に「メリハリ」をつけて日内リズム（サーカディアンリズム）を整えることにより大脳辺縁系や前頭葉の活性化に努めなければいけません．「メリハリ」で日内リズムを整えることは自律神経調整の根本であり，その面からもアルツハイマー病は整います．

　1）まず朝は「ハリ」
　朝は決まった時間に起きるだけでなく，しっかり朝食をすませて散歩に出かける，脳トレをやるなど「ハリ」をもつべきです．特に朝の散歩は脳にメラトニンを分泌させ，それがセロトニン分泌につながります．セロトニンは大脳辺縁系に働き，情緒を安定させます．午前中にしっかり行動すれば，夜は疲れて眠れるはずです．日内リズムを整える第1は朝の「ハリ」です．

　2）夜は「メリ」
　自律神経に悪い生活スタイルは夜型生活です．夜起きていたり，夜中起き上がる習慣を「メリ」しましょう．夜は交感神経を鎮めて副交感神経を盛り上げなければなりません．夜眠っている

間に副交感神経がアミロイドや活性酸素を脳の外に吐き出してくれるのです．自律神経が失調するとアミロイドや活性酸素が脳にたまり，中核症状も周辺症状も悪化していきます．

　夜しっかり眠らないと，大脳辺縁系はどんどん弱っていきます．大脳辺縁系のダメージで自律神経失調が起こり，さらに自律神経の失調で周辺症状が増えるのです．夜は適度な時間に就寝し，快適な睡眠を保つことが大切です．「メリ」を心がけてください．

2. 食事を考えること「なまけとらんか」

　フレイル，アルツハイマー病のいずれも食べることは非常に大事です．共に自律神経が予防に関与するので「なまけとらんか」の食材を取ることは有用ですが，なにを食べたいか考えて（願って），喜んで食べる姿勢が大切です．"食事は何でもいい"と人任せにしないで，豪華な「なまけとらんか」をモリモリ食べることです．

　1）記憶力に良い食材
　アセチルコリンは記憶力，集中力を高める作用があり，アルツハイマー病でもっとも激しく減少する神経ホルモンです．アセチルコリンの元はレシチンという物質で大豆，卵，小魚，レバーなどのタンパク質に多く含まれます．アリセプト（ドネペジル）をはじめとする治療薬がありますが，これらの食材抜きで薬に頼るのは感心できません．

　2）情緒を安定させる食材
　セロトニンは情緒を安定させるホルモンです．セロトニンが不

足する病気としてうつ病が知られていますが，アルツハイマー病の前にもうつ状態が起こることがよくあり，おそらくセロトニンも減っていくのでしょう．レビー小体型認知症，血管性認知症でもうつ状態はよくみられ，セロトニンを積極的に取るべきです．

アルツハイマー病では，もの忘れより情緒不安定の方が周りに迷惑をかけます．イライラ，カッカが目立つ患者さんは，特にセロトニンの補充を意識しましょう．セロトニンの元はトリプトファンというアミノ酸で，タンパク質全般に含まれています．肉や魚などのごちそうを食べていれば補充できますが，その他にキウイ，バナナなどのデザート類にも含まれます．

3）意欲,気力を高める食材

脳内にドパミンが不足すると前頭葉の元気がなくなり，意欲,気力が低下します．アルツハイマー病においていくらもの忘れがひどくても前向きに努力する患者さんは好感が持てます．訓練や努力から背を向けて，イヤイヤの強い患者さんはドパミンが不足しているかもしれません．

ドパミンの元はチロシンというアミノ酸です．これもセロトニンと同じように肉や魚などのタンパク質に含まれるので，ごちそうをたくさん食べればいいのです．その他にタケノコ，コーヒーなどのアクセントの効いた食材にも含まれます．

3. 寝たきりにならないよう「ニコニコ」運動

筋トレにより家の外へ出られる自信がつけば旅行などいろいろな活動が可能になります．姿勢を整え，しっかり立ち，安心して

歩ければ，外出が容易になります．アルツハイマー病の進行を抑えるために姿勢，立つこと，歩くことに役立つ筋トレを心がけてください．その結果，大脳辺縁系が癒され，前頭葉が活性化されます．

　1）老人姿勢には胸，お尻の筋肉を鍛える
　老人姿勢では骨盤が後ろに傾くため，ヘッピリ腰，ねこ背(円背)，膝曲げ，胸のくぼみが特徴です．老人姿勢になると転びやすくなり，誤嚥も増えます．老人姿勢はお尻の下の筋肉，胸の筋肉が硬いために起こります．赤筋のストレッチを頑張って姿勢を若返らせる努力を行ってください．

❶ 小胸筋のストレッチ

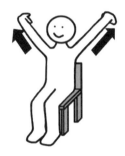

❷ ハムストリングスのストレッチ

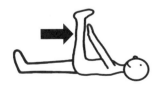

２）しっかり立つにはお尻の筋肉を鍛える

臀筋，特に大臀筋は姿勢保持の鍵になる白筋です．座っていて立ち上がる，階段を登るなどの動作においても中心的に働きます．

中臀筋，小臀筋は赤筋の要素が強く大臀筋の動きを支える働きをします．中臀筋，小臀筋のストレッチに加えて大臀筋のレジスタンス運動が必要です．

❶ 大臀筋のレジスタンス運動

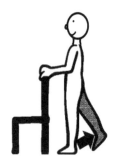

❷ 小臀筋のストレッチ

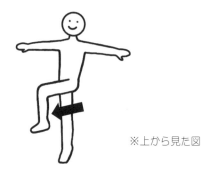

※上から見た図

❸ 中臀筋のストレッチ

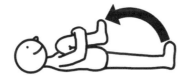

　3）歩くのがヘタになってきたら足の筋肉を鍛える

　老後は運動機能がガタッと落ちてきます．体幹の安定性を維持
するため赤筋の鍛錬も大切ですが，足を上げて歩く速度を上げる
ために腸腰筋，大腿四頭筋，前脛骨筋のレジスタンス運動をすべ
きです．また片足立ちがヘタになってきたら，中臀筋をレジスタ
ンス運動で鍛えましょう．

❶ 腸腰筋，大腿四頭筋のレジスタンス運動

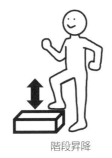

階段昇降

❷ 中臀筋のレジスタンス運動

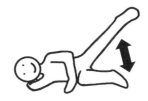

4. 情緒不安に「もくもく」, 意欲低下に「ワクワク」

　「もくもくワクワク」はアルツハイマー病の周辺症状を抑える
のにとても大きな働きをします. 情緒不安定→暴言, 被害妄想,
徘徊などの患者さんには「もくもく」が有効です.
　セロトニンが分泌されて大脳辺縁系が癒やされ, 情緒が安定し
ていきます.
　意欲低下→抑うつ, 拒絶, 寝たきり傾向の患者さんには「ワク
ワク」を味わってもらいたいと思います. ドパミンが分泌され
て, 前頭葉が活性化していくはずです.
　いくらもの忘れがひどくても, ニコニコして前向きに課題に取
り組む患者さんには周りを和ませる存在ですらあります. 周りの
人も応援したくなります.
　イヤなアルツハイマー病にならないよう周辺症状を減らしまし
ょう（参照 21）. そのためにも自律神経の調整を忘れてはいけま
せん.

　１）もくもく度が低ければ「もくもく」作業, 運動
　次ページ表のもくもく度が 20 点未満であれば情緒不安定の状
態と考え, 36 ページの図に示した「もくもく」作業や運動をが
んばってください.

　２）ワクワク度が低ければ「ワクワク」イベント
　ワクワク度が 20 点未満であれば, 意欲低下の状態と考え, 36
ページのような「ワクワク」イベントをがんばってください.

		ある	時々	まれ	ない
も く も く 度 30 点	① 面倒に思うことがある				
	② すぐにイライラする				
	③ 元気がなく，くよくよする				
	④ 日によって機嫌が異なる				
	⑤ じっとしていられない				
	⑥ 暴言・暴行をすることがある				
	⑦ 夜，眠れない				
	⑧ 探し物をすることが多い				
	⑨ 助言や介護に抵抗する				
	⑩ 混乱・錯覚・興奮する				
＊0→ある　1→時々　2→まれ　3→ない	合計				

		できない	まれ	時々	よくできる
ワ ク ワ ク 度 30 点	① 楽しく外出をしている				
	② 楽しく他人と会話できる				
	③ 休まず教室やリハビリに行ける				
	④ 仲間と一緒の行動ができる				
	⑤ 1日の目標が立てられる				
	⑥ 作業に取り組める意欲がある				
	⑦ 数日後,数時間後に楽しみな予定がある				
	⑧ 好きなこと,得意なことを楽しく行える				
	⑨ 1週間の日程が大体決まっている				
	⑩ 今日着る洋服を選ぶことができる				
＊0→できない　1→まれ　2→時々　3→よくできる	合計				

【参照21】アルツハイマー病はIQよりEQ

　最近，EQ（Emotional Intelligence Quotient）という言葉が普及してきています．そもそも知能はIQ（Intelligence Quotient；知能指数）で評価されてきました．しかし一般社会においてIQが高くても，他の人に上手く合わせられないばかりか人を傷つけたり，やる気なしの態度を見せて，社会の一員として機能しにくい人は多くいます．これはEQ，すなわち「こころの知能指数」が低いからです．

　いくら知能が高くても，感情の制御ができない人は，社会において有用とは言い難い場合が多いのです．IQよりEQの高い人が会社，団体活動にとって有用といえます．アルツハイマー病でも，これが当てはまるのではないでしょうか．

　アルツハイマー病において中核症状の程度はIQを反映しており，これは徐々に悪化していきます．一般にアルツハイマー病の診断や程度というのはIQ的な検査で評価されるので，アルツハイマー病が進行する病気であるからには，IQが低下していくのは仕方のない結果といえます．これに対して周辺症状はEQを反映しています．EQはIQと比例するわけではなく修復可能で，いくらIQが悪化していっても，むしろ改善する場合もあります．EQの悪いアルツハイマー病がイヤなアルツハイマー病といえます．

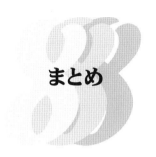

まとめ

　アルツハイマー病と自律神経失調症への対処について考察してみましょう.

　ほとんどの人は,まさか自分がアルツハイマー病になるとは夢にも思っていないでしょう.もしなるとしてもずっとずっと先のことだと思っています.しかし,アルツハイマー病はすぐ近くに潜んでいるかもしれません.もしそうであるならば,いかにしてアルツハイマー病を予防するかを考えなければなりません.そのためには,まずアルツハイマー病とは何なのかを知らなければなりません.

　まず,アルツハイマー病はいつから予防すべきかですが,これは早ければ早いほうがよいと思います.少なくとも中年期からは生活習慣に気をつけるべきです.中年のころからメタボへの生活スタイルを改めれば,その後の発症は遅らせられると思います.

　さらに,アルツハイマー病のほかにもう1つの敵ともいえる自律神経失調症にも気をつけるべきなのです.

　物心がついたころから歪んだ生活スタイルを取っていたとすれば,徐々に自律神経は蝕まれていきます.自律神経失調症がアルツハイマー病に大きく関与しているならば,若いうちに生活スタイルや生き様を改めれば,少なからずアルツハイマー病は防げる

かもしれません.

　幸いにも中年期に自律神経失調症による重篤な成人病に見舞われなかったとしても,無事に老後を迎えた代わりにボケが待っています.良かったのか,悪かったのか? いや,良かったと考えるべきです.いまからでも遅くはありません.老後になればメタボは収束しますが,自律神経失調症は残っているかもしれません.そうなると,アルツハイマー病の悪化を予防すべく自律神経の修復に力を注ぐべきです.若いころより時間があるともいえますから,十分に対策に取り組めると思います.

　若いころのようなパフォーマンスが発揮できない自分に"老人の孤独"を感じることで,ついついイライラしてしまい,神経細胞が減っていくわけです.その過程で情緒不安定やうつが生じたり,ついには自律神経失調症がそれに拍車をかけ,アルツハイマー病になる可能性を大きくするのです.いま,あなたがそれに気づけばとてもラッキーです.ストレス,自律神経失調症を軽減すれば,アルツハイマー病はそれほど進んでいかないと思います.

　皆さんは努力を怠っていませんか.フレイルは大丈夫ですか? 弱くなるのは筋肉だけではありません.脳もまだまだ縮んでいくのです.しかし,すべてがダメになったわけではありません.まだまだ運動をしっかり行い,下り坂の自律神経も整える努力をすればよいのです.

　しかし,ついにアルツハイマー病という世界に足を踏み入れたとしても,情緒不安や意欲低下(周辺症状)が激しいアルツハイマー病は介護をしていただく人々に多大な負担をかけることから可能な限り避けたいものです.散歩や筋トレを始めたり,また生活態度も「もくもくワクワク」モードに変えることは,自律神経

失調症ばかりでなく，アルツハイマー病の周辺症状をも改善する
というよい効果を発揮します．

　さて，上記を教訓にして，今度は筆者の今後を検討してみたい
と思います．私は今年で 63 歳の脳神経内科医です．本書でいう
と，まもなく老年期を迎えようとしているところです．メタボ
（過食，運動不足）で内臓脂肪もかなりたまってきていることは
腹部エコーで確認しています．ということは体内に活性酸素や脳
内にアミロイドもたまりはじめていることでしょう．いまのとこ
ろ，癌や動脈硬化のほうが怖いことは事実ですが，生き延びれば
アルツハイマー病も心配になってくると思います．

　私は，かなりわがままで，ボケたとすれば，周辺症状の強い認
知症になりそうです．癌や動脈硬化の予防もさることながら，ボ
ケにも備えなければなりません．ではどのようにすればよいので
しょう？　今後の養生の指針をこれから宣言したいと思います．

　まずはメタボ，内臓脂肪です．とにかく歩こうと思っていま
す．1 日最低 1 万歩．1 万歩といってもハンバーガー 1 個のカロ
リーしか消費できませんが，歩くことの恩恵はカロリー消費だけ
ではないというのは周知のとおりです．有酸素運動で筋肉，特に
赤筋が鍛えられれば，内臓脂肪は減っていくはずです．さらに余
裕があれば，俗にいうジムにも通ってみたいと思っています．そ
もそもジム，訓練というものはあまり好きではありませんが，や
ってみるかという気になっています．少なくとも自宅で白筋のレ
ジスタンス運動，赤筋のストレッチをノルマにしようと考えてい
ます．

　そのような努力が報われて，半年後に内臓脂肪が減ったとしま
す．次になにをケアすればよいのか？　メタボ対策と平行して取

り組まなければならないと思っているのがストレス対策です．一応，人の命を扱う臨床医ですから，それだけでもストレスはあります．また見かけによらず傷つきやすいので，毎日のようにストレスと闘っているといっても過言ではありません．これはメタボと違い，対策に決定打はありません．

　メタボで生じる有害物質にストレスが重なればさらに有害化して（腐って），そのうち成人病が襲ってきます．腐るものが少なければよいのですが，ストレスによりメタボも悪化するというイヤな報告もあります．ストレスによりコルチゾールというホルモンが分泌されやすくなり，コルチゾールは内臓脂肪を取り込みやすいのです．俗にいうストレス太りというものです．

　さらに自律神経失調症です．ストレスが強ければ，自律神経も失調する確率は高まります．自分の自律神経機能を測定してみると，副交感神経が危険域ではないにしても，やや低下しているのがわかっています．そうなると，私はメタボ＋自律神経失調のため，着々と癌か動脈硬化，さもなければアルツハイマー病に近づいていっていることになります．

　そこで本書で記したように，「メリハリのある生活」「"なまけとらんか"の食事」「ニコニコと楽しい散歩や筋トレ」「"もくもくワクワク"の姿勢」を心がけようと思っています．偉そうに本で語っているヒマがあるなら，自分で実践しなければなりません．

　仕事は死ぬまで続けたいと思っています．医学しかできませんから，何らかの診療行為は続けて，後はのんびりしていれば，生活にメリハリがつくと思っています．

　"なまけとらんか"の食事も意識して取りたいと思いますが，もっと食べ物に慈しみの気持ちをもって，時間に追われず，食事

を楽しみたいと考えています．それとワイン．私はワインが好きなので，美味しいワインを飲む日は昼間働いていても「ワクワク」しているのがわかります．

　そこで私は思うのです．昼間，もくもく働き，歩く．余裕があればジムかどこかで筋トレも頑張る．休日はゴルフとか行楽で歩ければ，なお幸いです．そうすれば内臓脂肪が減ります．活性酸素やアミロイドも一緒に減ることも期待できます．「メリ」に励むのです．そのような「もくもく」で大脳辺縁系が癒され，自律神経も整っていくはずです．

　そして，夜は美味しいワインと適切な食事（つまみ）を楽しむ．「もくもく」努力したご褒美になにか「ワクワク」楽しいことを 1 つ味わって 1 日を終えるという「ハリ」をもちたいものです．そうすれば前頭葉が満たされ，自律神経にも好影響を与えます．このようにして健康寿命を伸ばしていきたいと考えています．

　現在，世界的にコロナ禍が蔓延しています．しかし私が怖いのはコロナではなく，その後に襲ってくるであろうアルツハイマー病と自律神経失調症です．現在のような抑圧されたストレス下において，この 2 つの病気は増えると思っています．コロナで命を落とすより，これらの病気になるほうがはるかに長丁場で大変であるともいえ，その予防が不可欠であると考えます．

　世の中は 100 歳時代です．コロナはもちろんですが，新たな敵としてアルツハイマー病と自律神経失調症も気をつけてください．最新の検査や治療法も重要ですが，毎日のメタボ，ストレス（自律神経失調），そして老後になるとフレイルへの対策が先決です．

　私は，検査や薬は最低限にして，自分の理論を実行してみようと思っています．そして 10 年後，元気でいられたら『散歩とワインで100歳まで生きる』という本を書きたいと思っています．

謝辞：貴重なご意見をいただいた名古屋第一赤十字病院神経内科・小森祥太先生，高阪勇輔先生，谷本由佳先生に深謝します．

・著者紹介
渡辺　正樹（わたなべ　まさき・医学博士／1958年生）
　渡辺クリニック・院長
　内科認定医，神経内科認定医
　脳卒中学会評議員，動脈硬化学会評議員，日本認知症ケア学会代
　議員
・略歴
　1985年　名古屋大学医学部卒
　1995年　名古屋第一赤十字病院
　2000年　エスエル医療グループに参加
・主な著書
　もくもくワクワクで認知症を予防する（ワールドプランニング）
　もくもくワクワク人生日記（ワールドプランニング）
　自律神経失調症を知ろう（南山堂）ほか多数

自律神経のととのえ方

―認知症予防のために―

2021年11月25日　第1版

定　価　　本体1,500円＋税
著　者　　渡辺　正樹
発行者　　吉岡　正行
発行所　　株式会社 ワールドプランニング
　　　　　〒162-0825 東京都新宿区神楽坂4-1-1
　　　　　Tel：03-5206-7431
　　　　　Fax：03-5206-7757
　　　　　E-mail：world @ med. email. ne. jp
　　　　　http：//www.worldpl.com
　　　　　振替口座　00150－7－535934
印　刷　　株式会社 三報社印刷株式会社